Felix C. Ringshausen

Tuberkulose-Kontaktuntersuchung im Gesundheitswesen

Felix C. Ringshausen

Tuberkulose-Kontaktuntersuchung im Gesundheitswesen

Stellenwert des Interferon-γ Release Assays QuantiFERON®-TB Gold In-Tube nach Exposition gegenüber einem mikroskopisch negativen Indexfall

Südwestdeutscher Verlag für Hochschulschriften

Impressum / Imprint
Bibliografische Information der Deutschen Nationalbibliothek: Die Deutsche Nationalbibliothek verzeichnet diese Publikation in der Deutschen Nationalbibliografie; detaillierte bibliografische Daten sind im Internet über http://dnb.d-nb.de abrufbar.

Bibliographic information published by the Deutsche Nationalbibliothek: The Deutsche Nationalbibliothek lists this publication in the Deutsche Nationalbibliografie; detailed bibliographic data are available in the Internet at http://dnb.d-nb.de.

Verlag / Publisher:
Südwestdeutscher Verlag für Hochschulschriften
ist ein Imprint der / is a trademark of
OmniScriptum GmbH & Co. KG
Heinrich-Böcking-Str. 6-8, 66121 Saarbrücken, Deutschland / Germany
Email: info@svh-verlag.de

Herstellung: siehe letzte Seite /
Printed at: see last page
ISBN: 978-3-8381-1612-9

Zugl. / Approved by: Bochum, Ruhr-Universität Bochum, Fakultät für Medizin, Dissertation, 2010

Inhaltsverzeichnis

Verzeichnis der Abkürzungen [Übersetzung]

Ag	Antigen
APC	Antigen presenting cell [Antigen präsentierende Zelle]
BCG	Bacillus Calmette-Guérin
BE	Blutentnahme
BGW	Berufsgenossenschaft für Gesundheitsdienst und Wohlfahrtspflege
BioStoffV	Biostoffverordnung
BK	Berufskrankheit
CDC	Centers of Disease Control and Prevention
CFP-10	Culture Filtrate Protein 10
CT	Computertomographie
DNA	Deoxyribonucleic acid [Desoxyribonukleinsäure]
DZK	Deutsches Zentralkommittee zur Bekämpfung der Tuberkulose
ELISA	Enzyme Linked Immunosorbent Assay
ELISPOT	Enzyme Linked Immuno Spot Technique
ESAT-6	Early Secretory Antigenic Target 6
g	Gravitationsbeschleunigung
ggf.	gegenenfalls
h	Stunde(n)
HCW	Health care worker(s) [im Gesundheitswesen Beschäftigte(r)]
HIV	Humanes Immunodefizienz-Virus
IFN	Interferon
IfSG	Infektionsschutzgesetz
IGRA	Interferon-γ Release Assay [Interferon-γ Freisetzungstest]
INH	Isoniazid
IS6110	Insertionssequenz 6110
IU	International Unit [Internationale Einheit]
KI	Konfidenzintervall

LTBI	Latente Tuberkulose-Infektion
min	Minute(n)
ml	Milliliter
MMT	Mendel-Mantoux-Test
MTB	Mycobacterium tuberculosis
NICE	National Institute for Health and Clinical Excellence
nm	Nanometer
NTM	Nicht-tuberkulöse Mykobakterien
OR	Odds Ratio
PBMC	Peripheral Blood Mononuclear Cell [mononukleäre Zellen des peripheren Blutes]
PPD	Purified protein derivate
QFT-GIT	QuantiFERON®-TB Gold In-Tube
RD1	Region of difference 1
RKI	Robert Koch-Institut
RT	Rekombinantes Tuberkulin
SD	Standard Deviation [Standardabweichung]
SPSS	Statistical Package for the Social Sciences
THT	Tuberkulin-Hauttest
TB	Tuberkulose
WHO	World Health Organization [Weltgesundheitsorganisation]

Abstract

Hintergrund

Infektionen mit in der Sputum-Mikroskopie negativer Lungentuberkulose zeichnen für einen bedeutsamen Teil der Übertragung von Mycobacterium tuberculosis (MTB) verantwortlich und stellen insbesondere für im Gesundheitswesen Beschäftigte eine Gefahr dar. Die neuartigen MTB-spezifischen Interferon-γ Release Assays (IGRAs) können das Risiko im Gesundheitswesen Beschäftigter an einer Tuberkulose (TB) zu erkranken möglicherweise genauer charakterisieren als der bisher verwendete Tuberkulin-Hauttest (THT). Jedoch ist die Datenlage ihren Einsatz Kontakt-Untersuchungen mikroskopisch negativer Indexfälle betreffend in Ländern mit niedriger TB-Inzidenz aktuell noch begrenzt. Wir führten eine großangelegte TB-Kontaktuntersuchung unter den der Beschäftigten unseres Universitäts-klinikums nach Exposition gegenüber einem einzelnen Fall von ausgedehnter, mikroskopisch negativer, kulturell positiver Tuberkulose mit exsudativer Lungenbeteiligung durch. Die Zielsetzung der vorliegenden Arbeit war, den Stellenwert des IGRAs QuantiFERON®-TB Gold In-Tube (QFT-GIT) im Vergleich zum THT nach Mendel-Mantoux zu evaluieren und Risikofaktoren für ein positives Testergebnis zu identifizieren.

Methodik

Die Kontaktpersonen wurden prospektiv in die Studie eingeschlossen, mit dem IGRA QFT-GIT und dem THT untersucht und über zwei Jahre nachverfolgt. Die Datenerhebung erfolgte mit Hilfe eines standardisierten Fragebogens. Eine aktive TB wurde bei Probanden mit einem positiven QFT-GIT Test durch eine Röntgen-Aufnahme des Thorax ausgeschlossen. Die unabhängigen Prädiktoren positiver Testergebnisse wurden mit Hilfe einer logistischen Regressionsanalyse errechnet.

Ergebnisse

Von 143 ausgewerteten Probanden hatten 82 (57.3%) engen Kontakt, aber nur vier (2.8%) eine kumulative Exposition gegenüber dem Indexfall von mehr als 40 Stunden. Der QFT-GIT ergab bei 13 Probanden (9.1%) ein positives Ergebnis, der THT fiel bei 40 Probanden (28.0%) mit einer Induration >5 mm positiv aus. Die Übereinstimmung zwischen den beiden Testen war insgesamt schwach (kappa=0.15). Alter war der einzige Prädiktor für ein positives QFT-GIT Ergebnis (Odds Ratio 2.7, 95%-Konfidenzintervall 1.32-5.46), während positive THT Ergebnisse signifikant mit einer Bacillus Calmette Guérin-(BCG)-Impfung und einer ausländischen Abstammung assoziiert waren. Die logistische Regressionsanalyse konnte keine Verbindung zwischen den Testergebnissen und dem Ausmaß der Exposition nachweisen. Während des Nachbeobachtungszeitraums von zwei Jahren traten keine TB-Folgefälle auf.

Diskussion

Die Ergebnisse unserer Untersuchung legen eine nur geringe Kontagiosität des Indexfalls nahe. Die Häufigkeit positiver QFT-GIT Ergebnisse bildet am ehesten die vorbestehende Prävalenz der latenten TB-Infektion in der Studienpopulation ab. Die Ergebnisse des THT wurden maßgeblich durch die BCG-Impfung beeinflusst und begrenzen daher dessen diagnostischen Wert in vergleichbaren Populationen. Die Übertragung von TB-Infektionen durch den Indexfall ist unwahrscheinlich und eine großangelegte Kontaktuntersuchung nach kumulativer Exposition von <40 Stunden bei mikroskopisch negativen Indexfällen nicht generell gerechtfertigt. Dahingegen könnte die im Vergleich zum THT deutlich niedrigere Anzahl positiver QFT-GIT Ergebnisse zur Verbesserung und Vereinfachung der TB-Kontrolle im Gesundheitswesen in TB-Niedrigprävalenz-Ländern beitragen.

1 Einleitung

1.1 Epidemiologie der Tuberkulose

Mehr als 125 Jahre nachdem Robert Koch im Jahre 1882 das Mycobacterium tuberculosis (MTB) als Erreger der Tuberkulose (TB) beschrieben hat, stellt diese Infektionskrankheit nach wie vor eine der weltweit führenden Ursachen von Erkrankung und Tod dar [22, 62]. Die TB wird aufgrund der HIV-Pandemie und der zunehmenden Problematik multi- und extensiv-resistenter TB-Stämme (MDR- und XDR-TB) und Migration, vor allem in bzw. aus den Ländern der Gemeinschaft Unabhängiger Staaten und den baltischen Staaten, als globaler Notfall angesehen [24, 30, 34]. Bis vor kurzem gingen Schätzungen der Weltgesundheitsorganisation (WHO) davon aus, dass etwa ein Drittel der Weltbevölkerung mit TB infiziert ist [64]. Im Jahr 2007 sind ca. 9,27 Millionen Menschen neu an TB erkrankt, entsprechend einer jährlichen Inzidenz (Anzahl von Neuerkrankungen) von 139/100.000 Einwohnern [63]. Die geschätzte Prävalenz (Krankheitshäufigkeit) in diesem Zeitraum betrug 13,7 Millionen Fälle, entsprechend 206/100.000 Einwohnern. Ungefähr 15%, d. h. 1,37 Millionen der 9,27 Millionen Neuerkrankungen waren HIV-positiv. Die TB zeichnete im Jahr 2007 weltweit für geschätzte 1,76 Millionen Todesfälle verantwortlich. Gegenüber den Vorjahren ist es damit aufgrund des globalen Bevölkerungswachstums zu einem Anstieg der absoluten Anzahl an Neuerkrankungen bei einem gleichzeitigen Rückgang der Erkrankungsfälle pro Kopf gekommen. In fünf der sechs WHO-Regionen sind die Inzidenzraten nach einem Gipfel im Jahre 2004 damit rückläufig. Die Ausnahme stellt der Europäische Raum dar, in dem sich diese Raten auf gleichbleibendem Niveau befinden [63]. Abbildung 1 zeigt die weltweiten TB-Inzidenzraten für das Jahr 2007.

Im Gegensatz dazu ist in Deutschland, wie in vielen Ländern mit hohem durchschnittlichen Pro-Kopf-Einkommen und niedriger TB-Inzidenz, ein stetiger Rückgang der jährlichen TB-Inzidenz zu verzeichnen. Während die Zahl der TB-Neuerkrankungen in den 1950er Jahren noch rund 130.000 jährlich registrierte Fälle betrug [53], wurden im Jahr 2007 insgesamt 5.020 Tuberkulosen registriert, was im Vergleich zu 2005 einem Rückgang von ca. 17% und einer Inzidenz von 6,1 Neuerkrankungen pro 100.000 Einwohner entspricht [8]. Einen Überblick über die Entwicklung in Deutschland in den letzten Jahren seit 1995 gibt Abbildung 2.

In Ländern mit niedriger TB-Inzidenz wie in Deutschland stellen sowohl die gezielte Testung von Risikopopulationen als auch die Diagnostik und Therapie der latenten TB-Infektion (LTBI) fundamentale Bestandteile der TB-Kontrolle dar [2, 5].

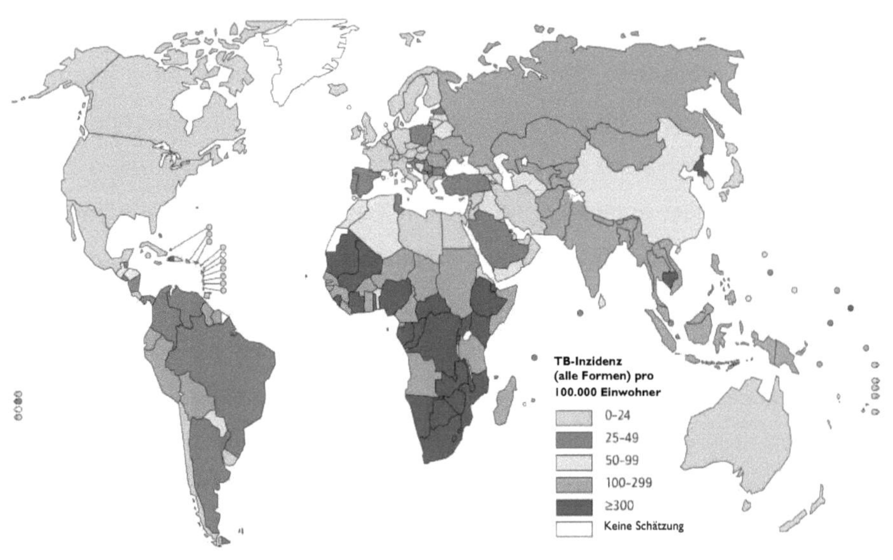

Abbildung 1. Geschätzte TB-Inzidenzraten für das Jahr 2007, nach Ländern (modifiziert nach WHO [63]).

Allerdings lässt sich aus dem deutlich selteneren Auftreten der TB in der Allgemeinbevölkerung nicht zwangsläufig auf ein vernachlässigbares Risiko schließen, an einer berufsbedingten TB zu erkranken [39]. Die oben dargestellte, an und für sich positive Entwicklung in Deutschland hat dazu geführt, dass die TB vielerorts zu einer seltenen Erkrankung geworden ist und dass aufgrund der resultierenden, mangelnden klinischen Erfahrung v. a. jüngerer Ärzte mit ihrer polymorphen Gestalt Diagnoseverzögerungen oder Fehldiagnosen vorkommen, die für eine fortbestehende Infektionsgefährdung der Umgebung, insbesondere medizinischen Personals verantwortlich sein können [31, 41]. Bei atypischen klinischen Präsentationen, insbesondere bei extrapulmonalen Manifestationen wie z. B. Knochentuberkulosen oder tuberkulöser Meningitis ergeben sich dadurch nicht selten fatale Verläufe [58, 61].

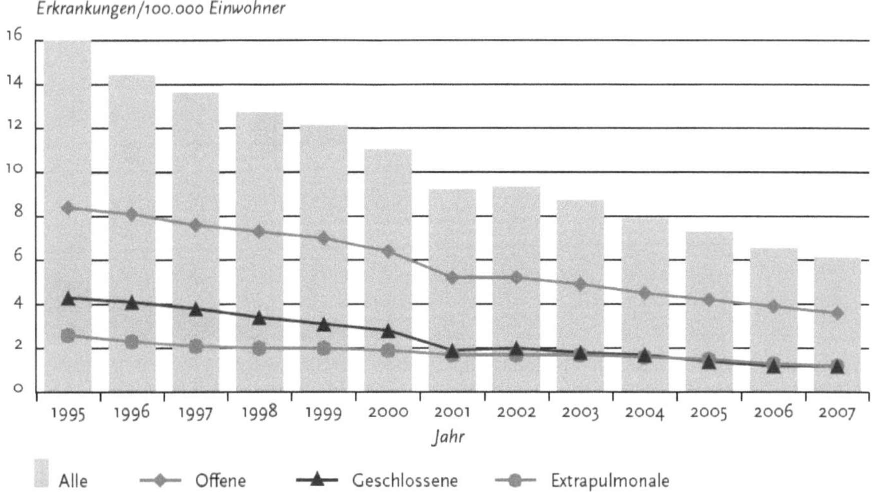

Abbildung 2. Zeitlicher Verlauf der TB in Deutschland zwischen 1995 und 2007, Inzidenz pro 100.000 Einwohner: übermittelte Fälle gesamt, Fälle pulmonaler TB mit positivem Erregernachweis kulturell und/oder mikroskopisch (offene Form), Fälle ohne Erregernachweis (geschlossene Form), extrapulmonale TB. Einführung des Infektionsschutzgesetztes (IfSG) im Jahre 2001 (Quelle: RKI [8]).

1.2 Die Interferon-γ Release Assays als alternative Instrumente der Tuberkulose-Kontaktuntersuchung

Trotz seiner bekannten Kreuzreaktivität nach stattgehabter Lebendimpfung mit dem attenuierten Mycobacterium bovis-Impfstamm Bacillus Calmette-Guérin (BCG) und Exposition oder Infektion mit nicht-tuberkulösen Mykobakterien (NTM) wird der Tuberkulin-Hauttest (THT) seit über einem Jahrhundert als Suchtest für das Vorliegen einer TB-Infektion angewendet (Abbildung 3) [60]. Als alternative diagnostische Tests wurden neuartige in-vitro Interferon-(IFN)-γ Freisetzungstests (Interferon-γ Release Assays, IGRAs) entwickelt, die die Konzentration an von T-Lymphozyten sezernierten IFN-γ im Vollblut (ELISA) bzw. die Anzahl IFN-γ sezernierender, aus Vollblut separierter T-Lymphozyten (ELISPOT) nach Stimulation durch Inkubation mit MTB-spezifischen Antigenen bestimmen (Abbildung 4).

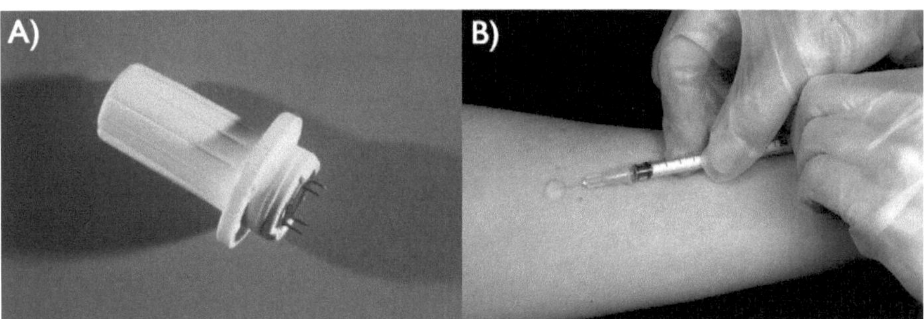

Abbildung 3. Unterschiedliche Methoden der Tuberkulin-Hauttestung: A) Stempeltest (hier: Tinetest®), dessen Produktion in Deutschland im Jahr 2005 eingestellt wurde; B) Mendel-Mantoux-Test (MMT), der streng intradermal in die volare Seite des Unterarms injiziert wird.

Aufgrund ihrer Vorzüge gegenüber dem THT werden diese mittlerweile in zahlreichen nationalen Leitlinien, z. B. denen der USA (CDC), Großbritanniens (NICE), der Schweiz (Lungenliga) und Deutschlands (DZK), empfohlen und kommen zunehmend bei TB-Kontaktuntersuchungen zum

Einsatz [12, 25, 32, 33]. Ihre Sensitivität, d. h. ihr Vermögen, einen tatsächlich an TB Erkrankten durch ein positives Testergebnis zu erkennen, ist dem THT zumindest ebenbürtig, wobei hierfür in den zugrundliegenden Studien zumeist Fälle aktiver TB als Ersatz („surrogate") für eine LTBI dienten. Ihre Spezifizität, d. h. ihr Vermögen ein tatsächlich von TB freies Individuum auch als solches durch ein negatives Testergebnis zu erkennen, ist der des THT insbesondere in Populationen, die BCG-geimpfte Individuen beinhalten, deutlich überlegen, da IGRAs nicht durch eine frühere BCG-Impfung oder eine Infektion mit bzw. Exposition gegenüber den meisten NTM beeinträchtigt werden (Tabelle 1) [3].

Darüber hinaus besitzen IGRAs ideale Eigenschaften für Reihenuntersuchungen wiederholt Exponierter nach IfSG oder im Gesundheitswesen Beschäftigter nach der Biostoffverordnung (BioStoffV §15 Abs. 2), da sie eine Stimulation der Immunantwort („Boosting") durch wiederholtes Einbringen eines Antigens in den Organismus vermeiden und darüberhinaus bestimmte logistische Vorteile besitzen. Beispielsweise reduzieren IGRAs die untersucherabhängige Variabilität der THT-Ergebnisse und machen einen zweiten Termin zum Ablesen des THT-Ergebnisses überflüssig [27, 29, 42, 44]. Einen Vergleich des THT mit den IFN-γ-Testverfahren gibt Tabelle 2, einen Vergleich der beiden kommerziell erhältlichen IGRAs ist in Tabelle 3 ersichtlich.

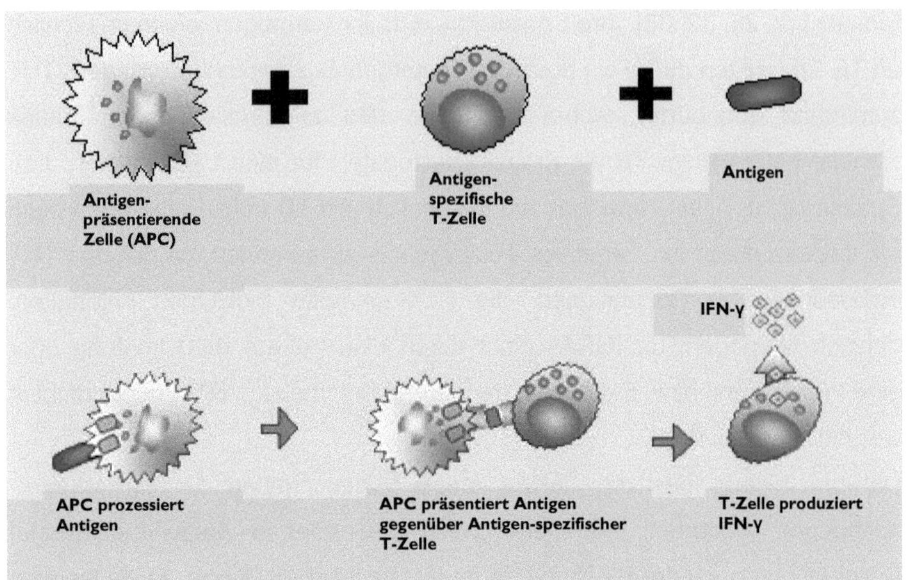

Abbildung 4. Immunologisches Testprinzip der IFN-γ-Freisetzungstests (modifiziert nach [9]).

Tabelle 1. Mycobacteriaceae-Spezies-abhängige Spezifität der Antigene ESAT-6 und CFP-10

MTB–Komplex	**Antigene**		**NTM**	**Antigene**	
	ESAT-6	**CFP-10**		**ESAT-6**	**CFP-10**
M. tuberculosis	+	+	M. abcessus	-	-
M. africanum	+	+	M. avium	-	-
M. bovis	+	+	M. branderi	-	-
BCG-Unterstämme			M. celatum	-	-
Gothenburg	-	-	M. chelonae	-	-
Moreau	-	-	M. fortuitum	-	-
Tice	-	-	M. gordonii	-	-
Tokyo	-	-	M. intracellulare	-	-
Danish	-	-	**M. kansasii**	+	+
Glaxo	-	-	M. malmoense	-	-
Montreal	-	-	**M. marinum**	+	+
Pasteur	-	-	M. oenavense	-	-
			M. smegmatis	-	-
			M. szulgai	+	+
			M. terrae	-	-
			N. xenopi	-	-

Tabelle 2. Vergleich des THT mit den IGRAs (modifiziert nach [29, 43, 44])

Charakteristika	Tuberkulin-Hauttest	Interferon-γ release assays
Sensitivität (bei Patienten mit aktiver TB)	71-82% (niedriger bei immunkompromittierten Populationen)	63-93% (unzureichende, aber vielversprechende Datenlage bei immunkompromittierten Populationen)
Spezifität (bei gesunden Individuen ohne aktive TB oder TB-Exposition)	95-99% (Population ohne BCG-Impfung); 46-73% (Population mit BCG-Impfung)	86-100% (unabhängig vom BCG-Impfstatus)
Kreuzreaktivität mit BCG-Impfung	Ja	Nein
Kreuzreaktivität mit NTM	Ja	Sehr selten (nur M. kansasii, M. marinum, M. szulgai)
Assoziation zwischen Test-Positivität und Risiko eine aktive TB im Verlauf zu entwickeln	Mäßig bis stark	Möglicherweise stark (unzureichende Datenlage)
Benefit der Behandlung Test-Positiver (basierend auf randomisierten kontrollierten Studien)	Ja	Keine Evidenz (möglich auf dem Boden einzelner prospektiver Studien)
Korrelation mit MTB-Exposition	Ja	Ja (in manchen Studien besser als der THT)
Reliabilität (Reproduzierbarkeit)	Mäßig und variabel	Hoch (unzureichende Datenlage zur Serientestung und intraindividuellen Variabilität
Boosting-Phänomen	Ja	Nein
Konversionen/Reversionen	Ja	Ja, soweit beurteilbar
Nebenwirkungen	Selten	Nein
Materialkosten	Gering	Mäßig bis hoch
Notwendige Konsultationen bis Testung vollständig	Zwei	Eine
Labor-Infrastruktur notwendig	Nein	Ja
Dauer bis Resultat verfügbar	2-3 Tage	1-2 Tage, ggf. länger falls die Teste für die Durchführung des ELISAs gesammelt werden
Geschultes Personal notwendig	Ja	Ja

Tabelle 3. Vergleich der kommerziell erhältlichen IFN-γ-Testverfahren (modifiziert nach [12])

Name	**QuantiFERON®-TB Gold In-Tube**	**T-SPOT®.*TB***
Hersteller	Cellestis	Oxford Immunotec
Testmedium	Vollblut	PBMC
Antigene	In-vitro-Stimulation mit ESAT-6, CFP-10 und Tb 7.7 im beschichteten Röhrchen	In-vitro-Stimulation von isolierten Lymphozyten mit ESAT-6, CFP-10
Messmethode	ELISA	ELISPOT
Gemessene Zielgröße	Konzentration von sezerniertem IFN-γ (IU/ml)	IFN-γ produzierende T-Zellen („Spots") pro 250.000 Zellen
Benötigtes Blutvolumen	3 ml	Erwachsene/ Kinder ≥10 Jahre: 8 ml Kinder 2 - 9 Jahre: 4 ml Kinder <2 Jahre: 2 ml Immunsupprimierte: 16 ml
Inkubation	16 - 24 h bei 37°C	16 - 20 h bei 37°C (mit 5% CO_2)
Zeitfenster nach BE bis zur Weiterverarbeitung im Labor	Lagerung der BE-Röhrchen für bis zu 16 h nach BE bei Raumtemperatur vor der Inkubation	max. 8 h bei Raumtemperatur
Testergebnis positiv, wenn	≥0,35 IU/ml (Konzentration IFN-γ)	Zahl der „Spots" ≥ 6 pro 250.000 Zellen
Testergebnis nicht interpretierbar („indeterminate"), wenn	Resultat pos. Kontrolle minus neg. Kontrolle <0,5 IU/ml und Resultat TB-Ag minus neg. Kontrolle <0,35 IU/ml oder Resultat pos. Kontrolle minus neg. Kontrolle < 0,5 IU/ml und Differenz zwischen TB-Ag und neg. Kontrolle <25% oder neg. Kontrolle >8,0 IU/ml	pos. Kontrolle < 20 Spots oder neg. Kontrolle > 20 Spots

1.3 Bedeutung der mikroskopisch negativen Lungentuberkulose

Unter den „offenen“, d. h. den durch eine positive TB-Kultur nachgewiesenermaßen ansteckungsfähigen Lungentuberkulosen nimmt die in der Sputum-Mikroskopie mittels Ziehl-Neelsen-Färbung nicht nachweisbare („mikroskopisch negative“ oder „sputum-negative“) Lungentuberkulose einen beträchtlichen Anteil ein. Im Jahr 2007 waren 56.3% aller offenen Lungentuberkulosen, die der zuständigen Deutschen Instanz, dem Robert Koch-Institut in Berlin, gemeldet wurden, mikroskopisch negativ [8]. Obwohl mikroskopisch negative Lungentuberkulosen im Allgemeinen als weniger ansteckungsfähig angesehen werden, konnten molekular-epidemiologische Untersuchungen mittels DNA-Fingerprinting-Technologie (IS6110-Restriktions-Fragment-Längen-Polymorphismus) nachweisen, dass mikroskopisch negative TB-Indexfälle in 13-19% für eine Übertragung verantwortlich waren [6, 7, 56]. Die Besonderheiten mikroskopisch negativer TB-Indexfälle umfassen eine prolongierte Kontaktzeit, fehlende Isolationsmaßnahmen und Verzögerungen bei der Diagnosestellung sowie dem Behandlungsbeginn. Dies verdeutlicht die Bedeutung der TB als nosokomial übertragene Erkrankung und die Bedeutung der mikroskopisch negativen TB bei der TB-Kontrolle in Ländern mit niedriger TB-Inzidenz und insbesondere im Gesundheitswesen.

1.4 Besonderheiten der Tuberkulose-Kontaktuntersuchung im Gesundheitswesen

TB-Kontaktuntersuchungen unter Mitarbeitern von Krankenhäusern und anderer stationärer Einrichtungen stellen aufgrund des Patientenumsatzes und der wechselnden Arbeitsbedingungen des Personals, beispielsweise aufgrund von Schichtarbeit, häufig eine besondere Herausforderung dar [52]. Insbesondere für im Gesundheitswesen Beschäftigte wird eine über das gewöhnliche Maß deutlich hinausgehende Gefährdung bezüglich einer beruflich bedingten TB-Übertragung angenommen, selbst wenn nur ein kurzer Kontakt stattgefunden hat [10, 28]. Hier bieten IGRAs die Gelegenheit, die Bürde der TB bei im Gesundheitswesen Beschäftigten näher zu charakterisieren [65].

1.5 Tuberkulose als Berufskrankheit Nr. 3101

Die Berufskrankheit (BK) Nr. 3101 bezeichnet als Berufskrankheit Infektionskrankheiten, wenn der Versicherte im Gesundheitsdienst, in der Wohlfahrtspflege oder in einem Laboratorium tätig oder durch eine andere Tätigkeit der Infektionsgefahr in ähnlichem Maße besonders ausgesetzt war. Bei folgenden Tätigkeiten bzw. in folgenden Bereichen wird entsprechend den Kriterien für eine Beweiserleichterung im Berufskrankheitenverfahren (BK Nr. 3101 der Anlage zur Berufskrankheitenverordnung) eine über das gewöhnliche Maß deutlich hinausgehende Gefährdung angenommen [40]: auf TB-Stationen, in Lungenfachkliniken und –praxen, einschließlich Physiotherapeuten mit Atemtherapie, in Laboratorien, die Sputumproben untersuchen, auf Infektionsstationen, bei der Bronchoskopie, Laryngoskopie und bei Notfall-Intubationen, in Sektionsräumen der Pathologie und Rechtsmedizin, in Notaufnahmen und bei Rettungsdiensten, bei der Betreuung von Hochrisikogruppen (HIV-Patienten, Drogen- und Alkoholabhängige, Gefängnisinsassen, Obdachlose, Immigranten aus Ländern mit hoher TB-Inzidenz) und bei Auslandseinsätzen in Gebieten mit hoher TB-Inzidenz. Im Jahre 2007 wurde diese Auflistung um Beschäftigte in der Altenpflege und Geriatrie erweitert [36].

Die Möglichkeit einer beruflich-bedingten, ggf. anzuerkennenden und entschädigungspflichtigen TB-Erkrankung als BK Nr. 3101 unterstreicht die Notwendigkeit regelmäßiger betriebsärztlicher TB-Screening-Untersuchungen bei beruflicher Tätigkeit in entsprechenden Risiko-Bereichen nach BioStoffV §15 Abs. 2. Auch hier stellt die Einführung der IGRAs in die betriebsärztliche Praxis eine Chance dar, die zu entschädigenden, beruflich-bedingten TB-Fälle bei im Gesundheitswesen Beschäftigten durch die Elimination BCG-bedingter, falsch positiver THT-Ergebnisse genauer als bisher zu erfassen.

1.6 Praxis der betriebsärztlichen Tuberkulose-Kontaktuntersuchung

Die bisherige Praxis der betriebsärztlichen TB-Kontaktuntersuchungen am Berufsgenossenschaftlichen Universitätsklinikum Bergmannsheil umfasste in der Vergangenheit den THT sowohl als Stempeltest als auch nach der Methode nach Mendel-Mantoux (MMT) und zwischenzeitlich auch die alleinige Röntgen-Untersuchung des Thorax. Bis zur Einstellung seiner Produktion im Jahre 2005 wurde aufgrund seiner Einfachheit und Anwenderfreundlichkeit überwiegend der wenig sensitive und wenig spezifische Tuberkulin-Stempeltest („Tinetest®") verwendet (Abbildung 3). Ungefähr zeitgleich wurde Anfang 2005 die Produktion des Tuberkulins GT 10 der Firma Chiron Vaccines Behring, Marburg, für den THT nach MMT eingestellt. Bis zur Zulassung des aktuell gebräuchlichen, bezüglich der Reaktionsstärke vergleichbaren Tuberkulins RT 23 SSI des Staten Serum Institutes, Kopenhagen, Dänemark, im Dezember 2005 war vorübergehend ein Engpass in der flächendeckenden Versorgung mit Tuberkulin aufgetreten [47, 48]. In diesem Zeitraum anstehende TB-Kontaktuntersuchungen wurden mit Hilfe der alleinigen, ggf. wiederholten Röntgen-Untersuchung des Thorax bei Exponierten mit prolongiertem oder sehr engem Kontakt durchgeführt. Bis zur Durchführung der vorliegenden Arbeit war die Anwendung des IGRAs QFT-GIT in der betriebsärztlichen TB-Kontaktuntersuchung am Berufsgenossenschaftlichen Universitätsklinikum Bergmannsheil, Bochum nicht etabliert.

1.7 Charakteristika des Tuberkulose-Indexfalles

Wir führten eine TB-Kontaktuntersuchung nach Kontakt zahlreicher Mitarbeiter unseres Universitätsklinikums gegenüber einem einzelnen Indexfall mit ausgedehnter, mikroskopisch negativer, kulturell bestätigter TB mit exsudativer, nicht-kavernöser Lungenbeteiligung durch. Bei dem Indexpatient hatten seit einem halben Jahr progrediente Schmerzen der Brustwirbelsäule bestanden. In der daraufhin durchgeführten initialen, radiologischen Diagnostik waren eine Kompressionsfraktur des dritten Brustwirbelkörpers sowie ein tumorverdächtiger Rundherd des linken Oberlappens (Tuberkulom) festgestellt worden (Abbildungen 5 und 6). Der Patient war schließlich in einem externen Krankenhaus aufgrund des dringenden Verdachts auf das Vorliegen einer ossären Metastase eines Bronchialkarzinoms, trotz frustranen Versuchen eine histologische Diagnose zu etablieren, irrtümlicherweise an der Brustwirbelsäule bestrahlt worden.
Im weiteren Verlauf war die Wirbelsäulen-TB (Morbus Pott) des Patienten aufgeflammt und hatte zu einer inkompletten Querschnittsymptomatik geführt, so dass der Patient zwecks operativer Versorgung notfallmäßig in die neurotraumatologische Abteilung unseres Hauses verlegt werden musste.

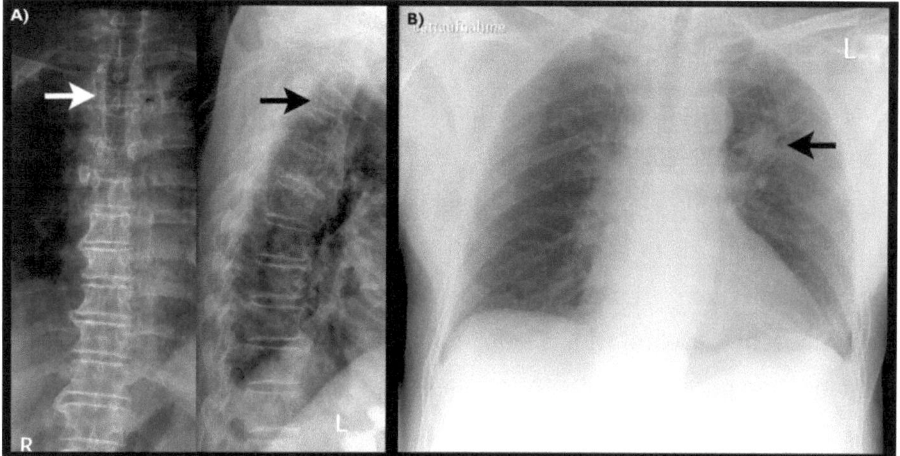

Abbildung 5. Konventionelle Röntgenaufnahmen: A) Röntgen der Brustwirbelsäule in zwei Ebenen, das eine Sinterungsfraktur des dritten Brustwirbelkörpers zeigt (Pfeile). B) Die Röntgenaufnahme des Thorax im Liegen zeigt einen irregulär konfigurierten Rundherd im linken Lungenoberlappen (Pfeil).

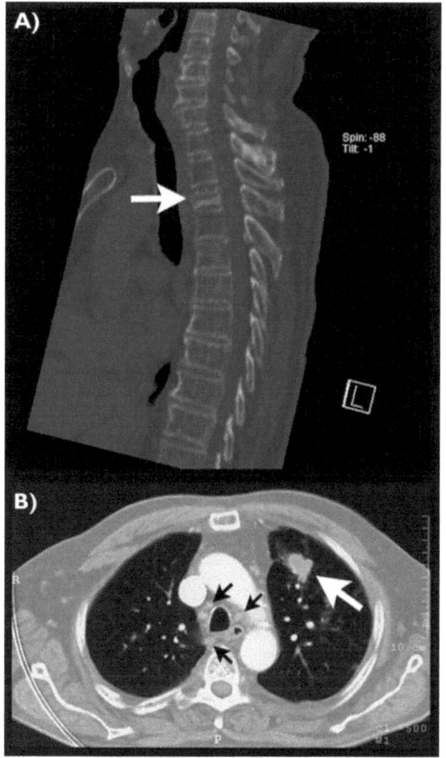

Abbildung 6. Computertomographie (CT): A) Nativ-CT der Brustwirbel-säule, die eine pathologische Sinterungsfraktur des dritten Brust-wirbelkörpers zeigt (Pfeil). B) Kontrastmittel-verstärkte CT des Thorax, die einen Rundherd im linken Oberlappen der Lunge (weißer Pfeil) sowie eine ausgeprägte mediastinale Lymphadenopathie (kleine schwarze Pfeile) zeigt.

Nach einem komplikativen, nahezu dreimonatigen Krankenhausaufenthalt konnte die korrekte Diagnose einer tuberkulösen Spondylitis mit konsekutiver tuberkulöser Meningoenzephalitis und Reaktivierung einer floriden Lungentuberkulose schließlich klinisch in der pneumologischen Klinik unseres Hauses gestellt und die TB kulturell bestätigt werden.

In der Kultur aller mikroskopisch negativen Untersuchungsmaterialien verschiedentlicher Lokalisationen (Magensaft als verschlucktes respiratorisches Sekret [8], Liquor und das Punktat eines postoperativ entstandenen paravertebralen Abszesses) ließ sich nach 14 bis 21 Tagen ein gegen alle Erstlinien-Tuberkulostatika empfindlicher MTB-Stamm anzüchten.

Zum Zeitpunkt der Diagnosestellung litt der Patienten an produktivem Husten. Eine Computertomographie des Thorax konnte multiple bilaterale Infiltrate mit sogenanntem Blütenzweig-Muster („Tree-in-bud-sign)" nachweisen (Abbildung 7).

Da der Patient im weiteren Verlauf leider trotz adäquater antimykobakterieller und adjuvanter Therapie aufgrund einer zentralnervösen Dysregulation mit konsekutiven Kammerflimmern und Herz-Kreislaufstillstand verstarb, konnten die Diagnose einer tuberkulösen Spondylitis mit konsekutiver tuberkulöser Meningoenzephalitis, Archanoiditis und zerebraler Vaskulitis sowie Reaktivierung einer floriden Lungentuberkulose im Rahmen einer Obduktion bestätigt werden (Abbildungen 8 bis 10).

Zusammengefasst hatte dieser Indexpatient zahlreiche Kontakte zu Krankenhaus-Mitarbeitern unterschiedlicher Abteilungen und Disziplinen, bevor schließlich entsprechende Isolationsmaßnahmen und eine spezifische tuberkulostatische Vierfach-Therapie eingeleitet wurden.

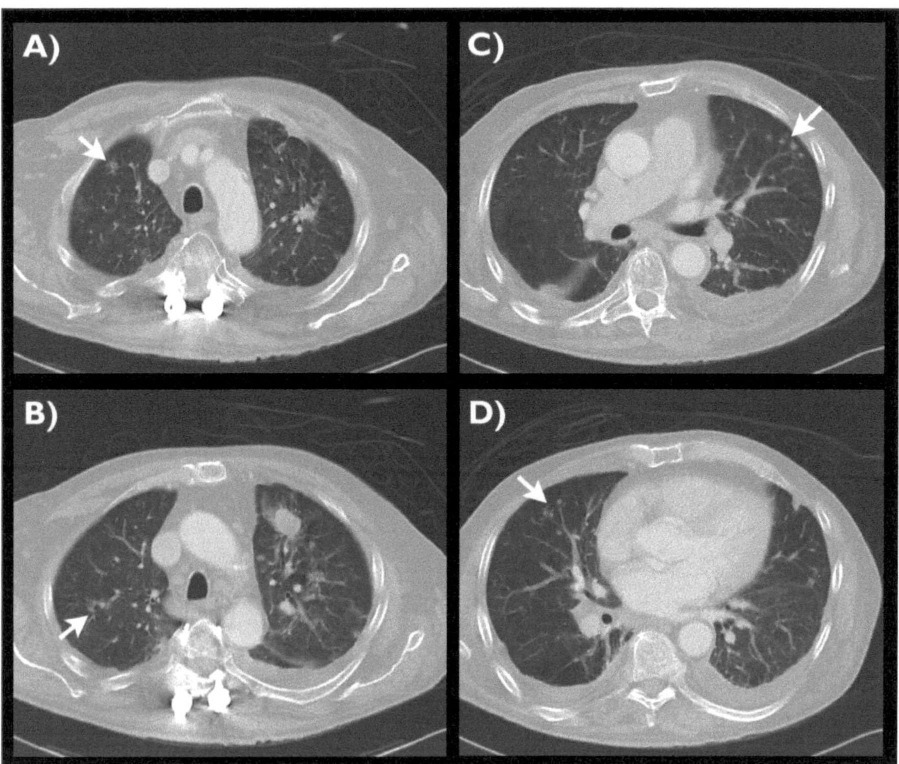

Abbildung 7. A) - D) Kontrastmittelverstärkte Computertomographie des Thorax: die Pfeile markieren multiple bilaterale Infiltrate mit „Tree-in-bud-sign“ als charakteristisches Zeichen einer exsudativen Lungentuberkulose.

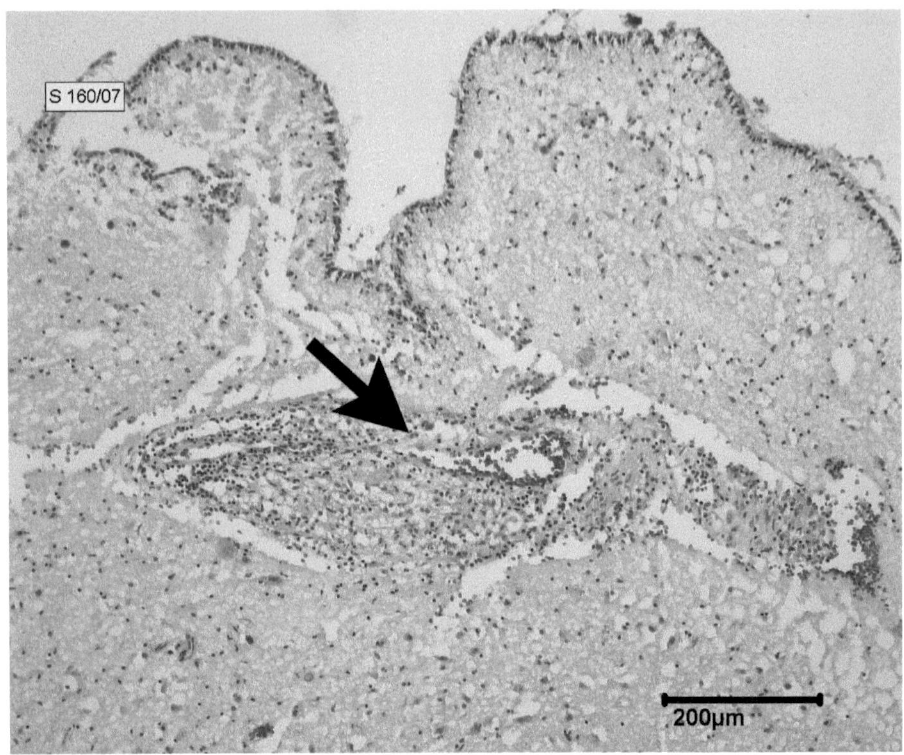

Abbildung 8. Mikroskopisches Präparat des Großhirns des Indexfalles (Hämatoxylin-Eosin-Färbung): dichtes rundzelliges, v. a. lymphozytäres perivaskuläres Infiltrat (Pfeil) als histopathologisches Korrelat einer ausgeprägten tuberkulösen Vaskulitis.

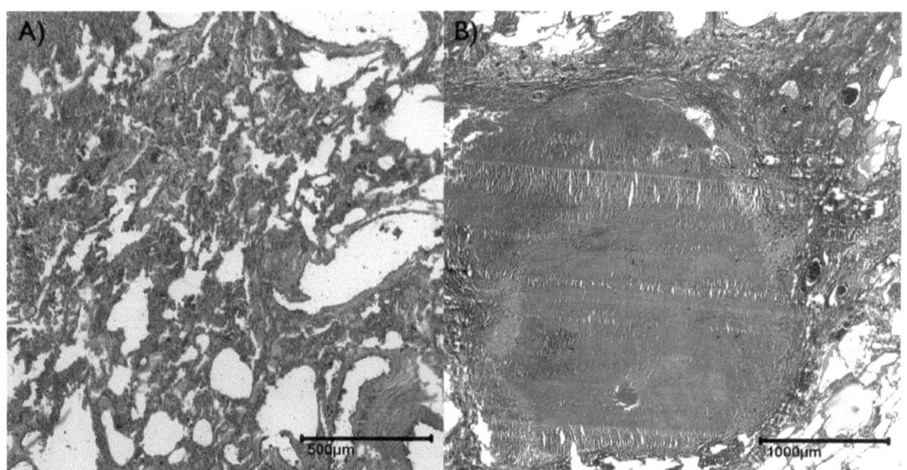

Abbildung 9. Mikroskopisches Präparat der Lunge des Indexfalles (Hämatoxylin-Eosin-Färbung): A) Multiple verkäsende Granulome mit miliarer Durchsetzung der Lunge. B) Charakteristisches verkäsendes Granulom.

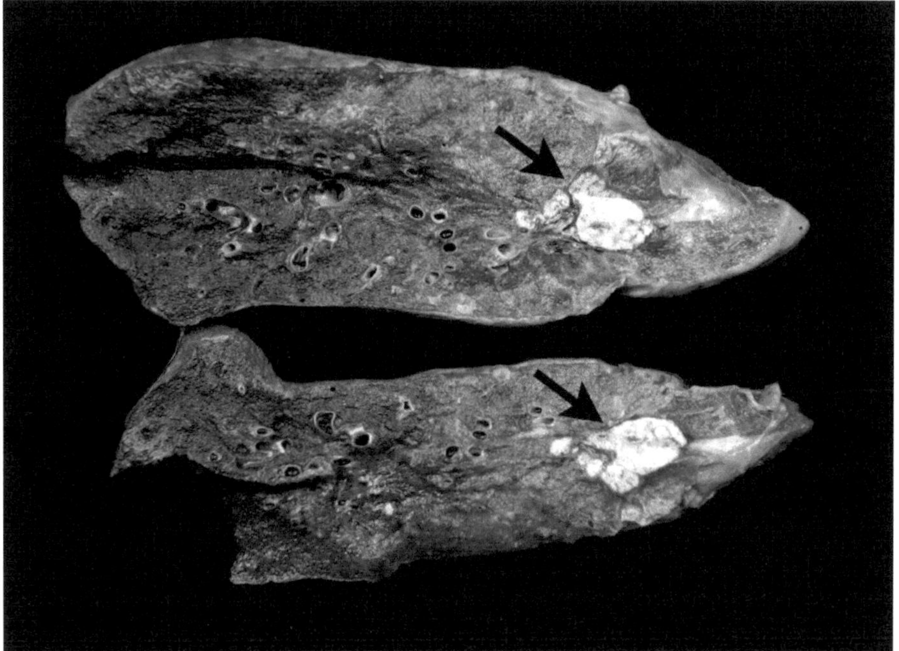

Abbildung 10. Makroskopisches Präparat des linken Lungenflügels des Indexfalles: der Rundherd im linken Oberlappen, der irrtümlicherweise als ossär metastasiertes Bronchialkarzinom behandelt wurde, ließ durch die Obduktion als altes Tuberkulom (Pfeile) bestätigen.

2 Zielsetzung

Das Ziel der vorliegenden Arbeit war – neben der aktiven Fallfindung sekundärer TB-Fälle und der Identifizierung latent TB-infizierter Kontaktpersonen vor dem Hintergrund einer unfallrechtlich relevanten BK Nr. 3101 durch eine TB-Infektion – den Stellenwert des IGRAs QuantiFERON®-TB Gold In-Tube in der betriebsärztlichen Praxis mittels vergleichendem Einsatz mit dem THT nach Mendel-Mantoux am Beispiel einer großangelegten TB-Kontaktuntersuchung im Gesundheitswesen Beschäftig-ter nach Exposition gegenüber einem mikroskopisch negativen, kulturell positivem Indexfall zu evaluieren. Hierbei war ein besonderes Augenmerk auf die Identifikation unabhängiger Prädiktoren positiver Testergebnisse mittels logistischer Regressionsanalyse und den Vergleich mit der Praxis früherer Kontaktuntersuchungen am Berufsgenossenschaftlichen Universitätsklinikum Bergmannsheil, Bochum gerichtet.

3 Methoden

Im Folgenden soll lediglich auf die methodischen Aspekte näher eingegangen werden, die in der zugrundeliegenden Originalarbeit [46] aufgrund von Platzgründen nicht ausgeführt werden konnten.

3.1 Durchführung des Interferon-γ Release Assays QuantiFERON®-TB Gold In-Tube

Abbildung 11 gibt einen Überblick über die wesentlichen Arbeitsschritte nach der Blutentnahme: die Inkubation des Vollblutes, die Gewinnung des Plasmas und die Durchführung des IFN-γ-ELISAs.

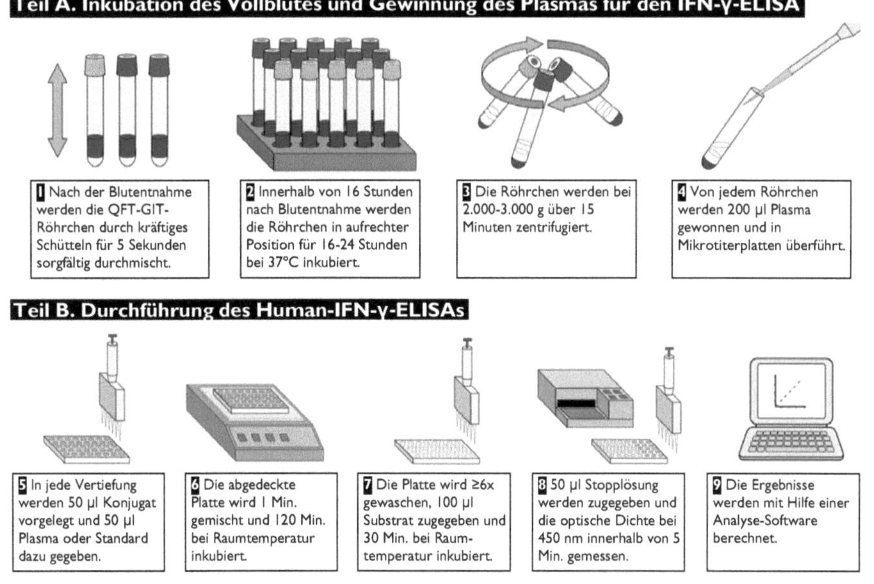

Abbildung 11. Die wesentlichen Arbeitsschritte des IGRAs QuantiFERON®-TB Gold In-Tube

Sofort im Anschluss an die Durchführung des THT wurde bei den Probanden eine venöse Blutentnahme mit Hilfe eines speziellen Vacutainer®-Blutentnahme-Systems (Becton Dickinson AG, Heidelberg, Deutschland) durchgeführt. Das Vollblut wurde direkt in die drei dafür vorgesehenen, heparinisierten Blutentnahme-Röhrchen abgenommen, die mittels Vakuum für die Aufnahme von genau 1 ml Vollblut kalibriert sind.

Der Vollblut-IGRA QFT-GIT verwendet zwei verschiedene Peptide der „region of difference 1" (RD1) des MTB-Genoms (ESAT-6, CFP-10) sowie ein weiteres Peptid (TB7.7) als MTB-spezifische Antigene (vgl. Tabelle 1). Die Antigen-spezifische Stimulation der IFN-γ-produzierenden T-Lymphozyten ereignet sich im mit den o. g. Antigenen beschichteten Blutentnahme-Röhrchen während der 16- bis 20-stündigen Inkubation bei 37°C. Neben dem Antigen-beschichteten Röhrchen dient ein Leer-Röhrchen („Nil") als Negativkontrolle und ein weiteres, mit dem unspezifischen, starken Stimulus Phytohämaglutinin („Mitogen") beschichtetes Röhrchen als Positivkontrolle. Tabelle 4 führt alle für die Durchführung des QFT-GIT verwendeten Geräte, Materialien und Test-Kits auf.

Tabelle 4. Verwendete Geräte, Materialien und Test-Kits

Artikelbezeichnung	Hersteller (Ort, Land)
Adsorptionsphotometer Zenyth 340 R	Anthos (Krefeld, Deutschland)
Zentrifuge CS-6KR	Beckmann Coulter (Krefeld, Deutschland)
Brutschrank-Inkubator B 5060 EK CO2	Heraeus (Hanau, Deutschland)
BD Vacutainer® Blutentnahmeset 21G	Becton Dickinson AG (Heidelberg, Deutschland)
QuantiFERON®-TB Gold In-Tube (single patient pack)	Cellestis GmbH (Darmstadt, Deutschland)
QuantiFERON®-TB Gold ELISA	Cellestis GmbH (Darmstadt, Deutschland)

3.2 Erfassung der Probandencharakteristika

Der von den Probanden ausgefüllte Fragebogen und das vom Betriebsarzt im Untersuchungsgespräch ausgefüllte Stammblatt umfassen die folgenden Punkte (siehe Anhang): Geburtsdatum, Alter und Geschlecht der Probanden, Abteilungszugehörigkeit, Beruf, Dauer der Beschäftigung im Gesundheitswesen, BCG-Impfstatus, Ergebnis, Methode und Datum eines früheren THT, Geburtsland und Nationalität, Teilnahme an früheren TB-Kontaktuntersuchungen, Rauchgewohnheiten, Alkoholkonsum, HIV- und Hepatitis-Status, Komorbiditäten, Einnahme von Immunsuppressiva, TB in der eigenen Vorgeschichte und in der Familie bzw. im näheren Umfeld, Reisen von mindestens zwei Wochen Dauer innerhalb der letzten zwölf Monate, Vorhandensein von Symptomen und Beschwerden, Art und Dauer, Zeitraum und Häufigkeit des Kontakts mit dem Indexfall, durchschnittliche Kontaktdauer, Datum und Ergebnis des aktuellen THT, des IGRAs und ggf. des Röntgen-Thorax, Empfehlung zur Durchführung und ggf. Durchführung einer präventiven Chemotherapie.

4 Zusammenfassung und Diskussion der Ergebnisse

Im Folgenden sollen die aus Platzgründen nicht in der zugrundeliegenden Originalarbeit [46] enthaltenen Ergebnisse und Darstellungen ergänzt sowie die zentralen Ergebnisse der Arbeit zusammengefasst und in den aktuellen Stand der Wissenschaft eingeordnet werden.

4.1 Studienpopulation und Exposition gegenüber dem Indexfall

Insgesamt konnten zwischen Juni und August 2007 144 von 158 in Frage kommenden Mitarbeitern unseres Universitätsklinikums in die Untersuchung eingeschlossen, anhand eines standardisierten Fragebogens befragt und klinisch und mittels IGRA, THT und ggf. Röntgenaufnahme des Thorax untersucht werden. Von den 158 für eine Studienteilnahme in Frage kommenden Kontaktpersonen wurden im weiteren 143 (90.5%) statistisch ausgewertet. Ein Proband mit einem wiederholt nicht interpretierbaren QFT-GIT-Ergebnis (und einem negativen THT) wurde von der Analyse ausgeschlossen. Eine detailierte Beschreibung der wesentlichen Charakteristika der Studienpopulation sowie des Ablaufs der Kontaktuntersuchung findet sich in der jeweils ersten Tabelle (Table 1) und Abbildung (Figure 1) der Originalarbeit [46]. Das Alter der Probanden und die Dauer der Beschäftigung im Gesundheitswesen waren hochgradig miteinander korreliert, weshalb lediglich die Variable Alter für die logistische Regressionsanalyse verwendet wurde (Abbildung 12). Ergänzend soll hervorgehoben werden, dass innerhalb der Studienpopulation nur selten individuelle, nicht- oder nur bedingt berufsbezogene Risikofaktoren für die Akquisition einer frischen TB-Infektion, die Reaktivierung einer alten TB-Infektion oder das Vorliegen falsch negativer THT-Ergebnisse existierten

(Tabelle 5). Insgesamt stellte sich die kumulative Expositionszeit gegenüber dem Indexfall mit im Median 60 Minuten als vergleichsweise gering heraus, korrelierte aber eng und hochsignifikant mit dem Merkmal des stattgehabten, intensiven Kontakts zum Indexfall (Abbildung 13, r=0,54, p<0,001). Nur vier Individuen wiesen eine Exposition von >40 Stunden (Maximum 67 Stunden) auf. Berücksichtigt man jedoch entsprechend den aktuellen Empfehlungen des DZK „besonders intensive, auch einmalige Kontakte mit dem Indexfall in geschlossenen Räumen (...), bei denen mangels geeigneter Schutzmaßnahmen bakterienhaltiges Aerosol eingeatmet werden konnte“ [12], so trifft diese Definition auf 82 der 143 Probanden (57,3%) zu.

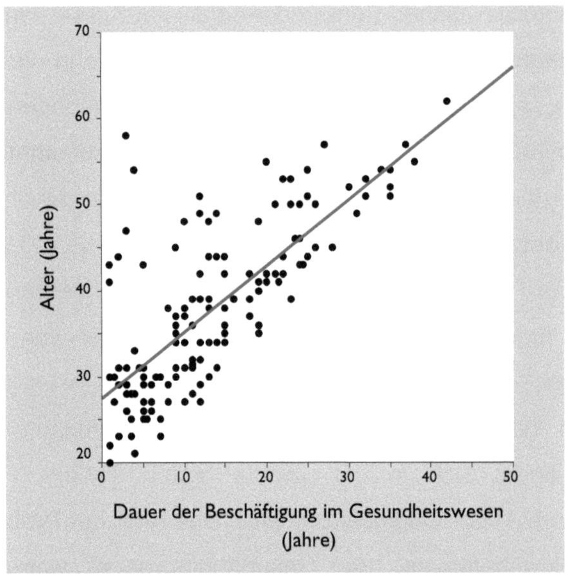

Abbildung 12. Streudiagramm mit Regressionsgerade: Hochgradige Korrelation der Variablen Alter und Dauer der Beschäftigung im Gesundheitswesen (r=0,72, p<0,001).

Andererseits reduzierte diese entgegen den geltenden Empfehlungen [12, 33] getroffene Vorauswahl, alle Mitarbeiter mit stattgehabtem Kontakt gleichwohl der Kontaktdauer und –intensität zu untersuchen, die Vortest-Wahrscheinlichkeit der angewandten Testverfahren und damit deren Effizienz.

Jedoch ist die aerogene Übertragung von MTB nicht notwendigerweise eine Funktion der Zeitdauer des stattgehabten Kontakts. TB-Übertragungen wurden in Einzelfällen auch nach sporadischem Kontakt beschrieben [15, 55]. Aufgrund der spärlichen Datenlage zum Einsatz des IGRAs in diesem Setting, des Vorhandenseins ausreichender materieller und personeller Ressourcen, der ungewöhnlichen Präsentation und des letalen Verlaufs der TB-Erkrankung des Indexpatienten fiel die Entscheidung, alle in Frage kommenden Kontakte in die Untersuchung einzuschließen.

Tabelle 5. Nicht-berufsbezogene Risikofaktoren in der Studienpopulation

Variable		n	%
Probanden gesamt		143	100
HIV-Status	Positiv	0	0
	Negativ	38	26,6
	Unbekannt	105	73,4
Hepatitis-Status	Positiv	1	0,7
	Negativ	133	93,0
	Unbekannt	9	6,3
Rauchverhalten*	Nie geraucht	86	60,1
	Aktiver Raucher	40	28,0
	Ex-Raucher	17	11,9
Schwangerschaft (n=99)		3	3,0
Immunsuppressive Medikation		1	0,7
Alkoholkonsum	Nie	26	18,2
	Selten (≤10 x/Woche)	113	79,0
	Häufiger (>10 x/Woche)	4	2,8
Reise in Hochprävalenzland†		2	1,4
Komorbidität‡		8	5,6
Vorhandensein von Symptomen§		22	15,4

* Mittlere Packungsjahre: aktive Raucher 10±9,5 (±SD, Bereich 1 – 45), Ex-Raucher 9±7,7 (Bereich 2 – 30). † Länder mit hoher TB-Indizidenz (gemäß WHO [62]): Myanmar und Namibia (je n=1). ‡ Diabetes mellitus (n=3), Tumorerkrankung (n=2), Untergewicht (n=2), chronische Niereninsuffizienz (n=1). § Abgeschlagenheit (n=11), Husten (n=4), Abgeschlagenheit und Husten (n=3), atemabhängige Thoraxschmerzen (n=1), mehrere (>2 Symptome, n=3).

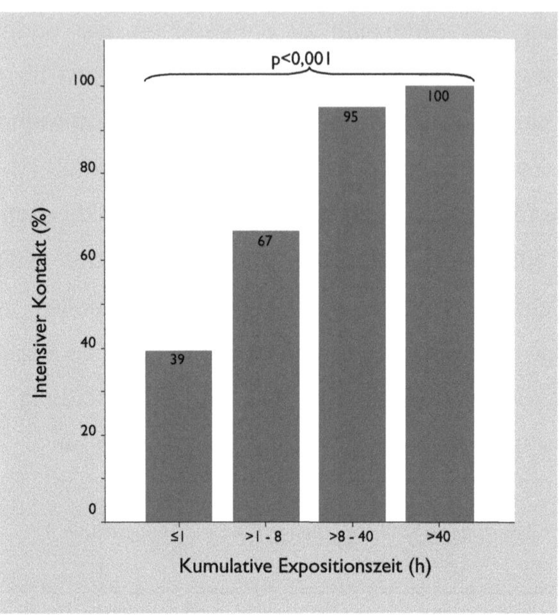

Abbildung 13. Anteil der Studienteilnehmer mit intensivem Kontakt zum Indexfall, dargestellt nach Kategogien der kumulativen Expositionszeit

4.2 Testergebnisse, deren Prädiktoren und Interpretation

Der IGRA QFT-GIT ergab bei 13 der 143 Probanden (9,1%) ein positives Ergebnis. Die logistische Regressionsanalyse zeigte, dass die Wahrscheinlichkeit für ein positives QFT-GIT-Ergebnis ca. dreifach mit dem Alter der Probanden zunahm (OR 2,7, 95% KI 1,32-5,46). Weitere Prädiktoren für eine QFT-GIT-Positivität, insbesondere eine Assoziation mit intensivem Kontakt oder der kumulativen Expositionszeit, fanden sich im Gegensatz zu anderen Kontaktuntersuchungen nach massiver Exposition gegenüber mikroskopisch positiven TB-Indexfälle nicht [4, 14, 20, 21, 65] (vergleiche hierzu die dritte Tabelle [Table 3] der Originalarbeit [46]). Eine ähnliche Assoziation positiver QFT-GIT-Ergebnisse mit dem Alter der Probanden und insbesondere eine vergleichbare Häufigkeit positiver IGRA-Ergebnisse beschreiben andere Untersuchungen aus Ländern mit vergleichbar niedriger oder intermediärer TB-Inzidenz, deren Ziel die Bestimmung der LTBI-Prävalenz unter im Gesundheitswesen Beschäftigten war [16, 35-38, 50, 51]. Konnten Studien diesen Zusammenhang trotz ähnlicher epidemiologischer Voraussetzungen nicht feststellen, war das durchschnittliche Alter der Studienpopulation meist deutlich geringer als in unserer Untersuchung [19, 54, 59].

Der THT ergab mit einer Induration >5 mm bei 40 (28,0%) bzw. mit einer Induration >10 mm bei 28 (19,6%) der 143 Probanden ein positives Ergebnis. Die einzigen Prädiktoren eines positiven THT-Ergebnisses waren eine stattgehabte BCG-Impfung und eine Geburt im Ausland, die die Wahrscheinlichkeit für ein positives THT-Ergebnis um das Drei- bzw. Vierfache steigerten. Auch hier zeigte sich keine Assoziation mit intensivem Kontakt oder der kumulativen Expositionszeit gegenüber dem Indexfall.

Aufgrund des in der logistischen Regressionsanalyse fehlenden, in vorherigen Studien gut belegten Zusammenhangs zwischen positiven IGRA-Ergebnissen und dem Ausmaß der Exposition lässt sich auf eine lediglich geringe Kontagiosität unseres Indexfalls schließen [4, 14, 20, 21, 65]. Die nachweisbare Verbindung zum Alter der Probanden kann einerseits über einen Kohorten-Effekt auf dem Boden einer in Deutschland über die letzten Jahre und Jahrzehnte stetig fallenden TB-Inzidenzrate (vgl. Abbildung 2) und andererseits über die längere Exposition der älteren Beschäftigten während ihrer Anstellung im Gesundheitswesen erklärt werden [39]. Somit werden die meisten positiven QFT-GIT-Ergebnisse in der Studienpopulation am ehesten durch eine anhaltende Immunantwort nach einem früheren Kontakt zu MTB und nicht durch die aktuelle Exposition verursacht. Dementsprechend reflektiert die Häufigkeit positiver IGRA-Ergebnisse die vorbestehende

Prävalenz der LTBI innerhalb der Studienpopulation und spricht somit gegen eine relevante nosokomiale Übertragung durch den Indexfall.
Der Zusammenhang zwischen einer ausländischen Abstammung und einem positiven THT-Ergebnis erklärt sich möglicherweise über den hohen Anteil an Individuen mit unbekanntem BCG-Status innerhalb der Subgruppe der Individuen ausländischer Abstammung und trägt damit den unterschiedlichen BCG-Impf-Strategien der einzelnen Länder Rechnung, wie sie beispielsweise für den Europäischen Raum dokumentiert sind [57].
Die Übereinstimmung zwischen dem THT und dem QFT-GIT war in unserer Studienpopulation, in der mehr als der Hälfte der Fälle (51,0%) BCG-geimpft waren, ungeachtet des angewendeten THT-Grenzwerts oder des BCG-Impfstatus gering (kappa-Werte ≤0,40). Diskordante Ergebnisse waren mit insgesamt 39 von 143 Probanden (27.3%) vergleichbar häufig wie kürzlich in einer umfassenden Meta-Analyse von Menzies und Kollegen beschrieben (29,2%) [29]. Abbildung 14 zeigt einen Vergleich der Ergebnisse des THT und des QFT-GIT aufgetragen nach der THT-Induration und der IFN-γ-Konzentration und gibt damit Aufschluss über die Verteilung diskordanter Ergebnisse in der Gesamtpopulation. Eine stattgehabte BCG-Impfung war signifikant mit der häufigsten diskordanten Testkombination THT-positiv/IGRA-negativ (33/39, 23,1%) vergesellschaftet (p=0,020, vergleiche auch die zweite Tabelle [Table 2] der Originalarbeit [46]).
Unsere Ergebnisse verdeutlichen somit den eingeschränkten diagnostischen Wert des THT in einer Population mit einem relevanten Anteil BCG-geimpfter Individuen. In Übereinstimmung mit den Ergebnissen vorheriger Studien unterstreichen sie den Einfluss der BCG-Impfung als Störfaktor des THT, wohingegen der QFT-GIT davon unbeeinträchtigt blieb [11, 38, 59].

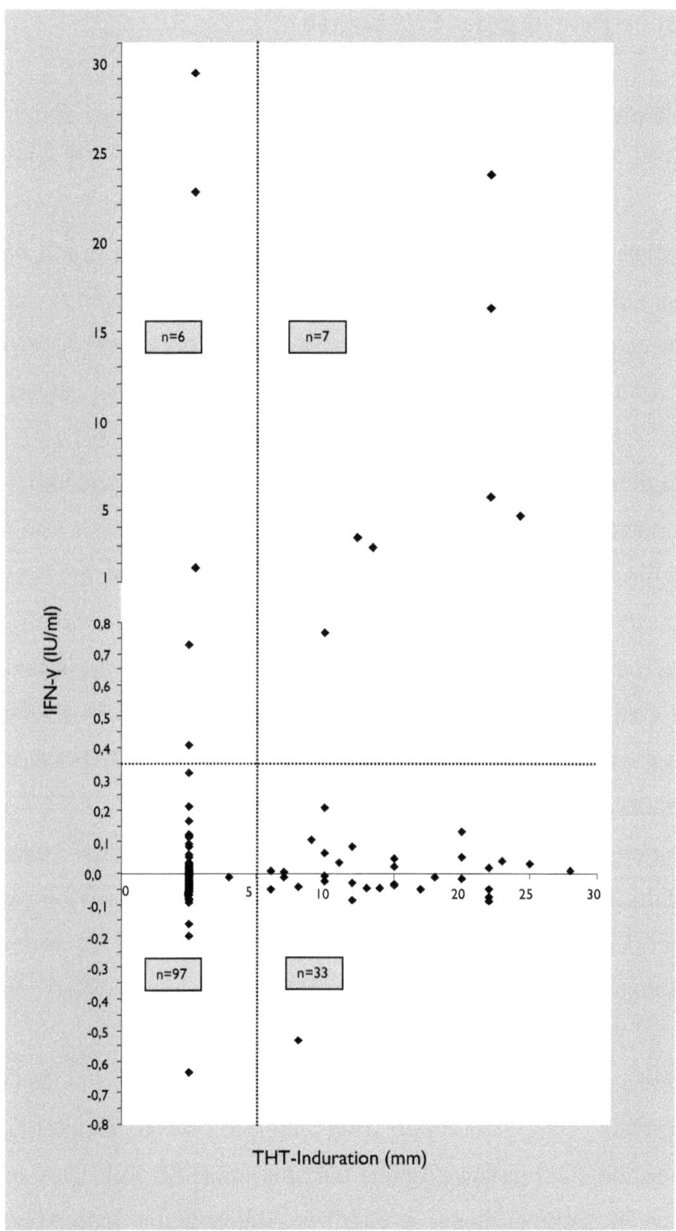

Abbildung 14. Streudiagramm der Ergebnisse von THT und QFT-GIT in der Gesamtpopulation. Die gestrichelten Linien entsprechen den Grenzwert der jeweiligen Teste, d. h. einer THT-Induration >5 mm und einer IFN-γ-Konzentration ≥0,35 IU/ml.

4.3 Klinische Relevanz der Ergebnisse

Die beobachtete Häufigkeit diskordanter Testergebnisse spricht deutlich gegen die seitens des DZK empfohlene Strategie, das TB-Screening bei Personen <50 Jahren in erster Linie mit dem THT durchzuführen und lediglich einen positiven THT mit einer Induration >5 mm durch einen IGRA zu bestätigen [12]. Auf diese Art und Weise wären in unserer Kontaktuntersuchung fünf Kontaktpersonen <50 Jahren mit einem positiven QFT-GIT unerkannt geblieben (Tabelle 6). Bei einer hypothetischen Sensitivität von 70% für sowohl den THT als auch den QFT-GIT würde die Sensitivität eines zweistufigen Vorgehens somit auf 49% reduziert.
Die Ergebnisse unserer Untersuchung stützen eine kürzlich von Diel et al. veröffentlichte Kontaktstudie, die einen deutlichen Anteil an Kontakten zu mikroskopisch negativen TB-Indexfällen beinhaltete, die Brauchbarkeit der IGRAs auch im Zusammenhang mikroskopisch negativer Indexfälle nahe legte und darüberhinaus eine Abhängigkeit positiver IGRA-Ergebnisse bei Kontakten mikroskopisch negativer Indexfälle erst nach Exposition von >40 Stunden beobachtete [13].
Eine Röntgen-Untersuchung des Thorax zum Ausschluss einer aktiven Lungentuberkulose wurde bei allen 13 QFT-GIT-positiven Kontaktpersonen entsprechend den nationalen Empfehlungen des DZK [12] veranlasst und ergab keinen auffälligen Befund. Bemerkenswerterweise war nach eingehender Beratung durch den Betriebsarzt unserer Einrichtung nur ein einziges Individuum bereit, eine präventive Chemotherapie mit INH über neun Monate gemäß den nationalen und internationalen Empfehlungen der entsprechenden Fachgesellschaften einzunehmen [2, 49]. Dies verdeutlicht die geringe Akzeptanz dieser präventiven Maßnahme insbesondere unter medizinischem Personal und unterstreicht die Notwendigkeit diese im Sinn der Optimierung der TB-Kontrolle in Ländern mit niedriger TB-Inzidenz zu verbessern [45].

Tabelle 6. Charakteristika der QFT-GIT-positiven Kontakte

ID	Alter	Sex*	BCG	IFN-γ (IU/ml)	THT† (mm)	Früherer THT (wann)	Geburts-land	Beruf	Abt.	Intensiver Kontakt	Expo (min)	Bemerkungen
1	30	w	Unbekannt	22,663	0	-	Türkei	Reinigung	Rein.	Nein	20	
2	38	m	Ja	0,409	0	Neg. 2003	D	Pflege	Chir.	Ja	2625	
3	51	w	Unbekannt	4,649	22	-	Marokko	Reinigung	Rein.	Nein	70	
4	54	w	Nein	0,767	10	Neg. 2007	D	Pflege	Chir.	Ja	240	TB in Fam. 1955
5	39	m	Ja	29,337	0	Neg. 2002	D	Physio	Physio	Ja	250	
6	55	w	Ja	16,214	20	Pos. 1969	D	Pflege	Gastro	Ja	10	
7	54	w	Ja	23,681	20	Pos. 1998	D	MTRA	Radio	Nein	20	
8	44	w	Ja	0,407	0	Neg. 2000	D	Physio	Physio	Ja	200	
9	46	w	Ja	0,729	0	Pos. 1990	Polen	MTRA	Radio	Nein	10	Tumorleiden
10	62	m	Nein	1,785	0	Pos. 1992	D	Arzt	Pneumo	Nein	10	TB in Fam. 1945
11	32	w	Nein	3,503	11	-	Türkei	Reinigung	Rein.	Nein	10	Schwanger
12	42	w	Ja	5,723	20	Pos. 1991	D	Pflege	Chir.	Ja	525	
13	54	m	Nein	2,930	12	Pos. 1989	D	Arzt	Radio	Nein	6	

* Sex (=Geschlecht): w = weiblich, m = männlich; † Induration des aktuellen THT; BCG = Impfung mit Bacillus Calmette-Guérin; D = Deutschland; Chir. = Chirurgie; Fam. = Familie; Gastro = Gastroenterologie; MTRA = Medizinisch-technische Radiologie-Assistentin; Neg. = negativ; Physio = Physiotherapie; Pneumo = Pneumologie; Pos. = positiv; Radio = Radiologie; Rein. = Reinigung

Um dieses Ziel zu erreichen, sind weitere Studien mit ausreichend großem Probandenumfang an verschiedenen Populationen in unterschiedlichen epidemiologischen Konstellationen notwendig, die den prädiktiven Wert (Vorhersagewert) eines positiven IGRA-Resultats (d. h. den Anteil der richtig als positiv [richtig positiv] erkannten Ergebnisse an der Gesamtheit der als positiv erkannten Ergebnisse) zeigen und Informationen über die Dynamik der MTB-spezifischen IFN-γ-Produktion bereitstellen. Erste Studien beschreiben den positiven prädiktiven Wert die Progressionsrate zur aktiven TB betreffend. In einer Untersuchung des Hamburger Gesundheitsamts nach frischer Exposition gegenüber mikroskopisch positiven TB-Indexfällen von >40 Stunden entwickelten sechs von 41 QFT-GIT-positiven Probanden (14.6%), die eine INH-Prophylaxe abgelehnt hatten, im Beobachtungszeitraum von zwei Jahren eine TB [14]. Unter den THT-positiven/IGRA-negativen Kontakten war kein sekundärer TB-Fall aufgetreten. In einer anderen Studie unter HIV-Infizierten, die hinsichtlich des Vorliegens einer LTBI untersuchten wurden, kam es während des medianen Nachbeobachtungszeitraums von 19 Monaten bei drei von 37 Probanden (8,1%) zu einer TB, wobei ein Proband mit negativem QFT-GIT-Ergebnis zum Zeitpunkt der Erstuntersuchung eine behandlungsbedürftige TB aufwies [1]. Bei keinem der Teilnehmer unserer Kontaktuntersuchung war es im Beobachtungszeitraum von zwei Jahren nach der letzten Exposition (bis zum Stichtag 13.03.2009) zu einer aktiven TB gekommen.

Wir beobachteten eine deutliche Abhängigkeit positiver Ergebnisse vom jeweils eingesetzten Testverfahren (vergleiche die zweite Abbildung der Originalarbeit [46], Figure 2). Noch vor einem Jahrzehnt gingen Kralj und Kollegen anhand positiver Tuberkulin-Stempeltest-Ergebnisse von einer LTBI-Prävalenz von 40% unter in Deutschland im Gesundheitswesen Beschäftigten aus [23]. Wir fanden eine ähnliche Häufigkeit von 45 positiven Ergebnissen (38,5%) in der Gruppe der 117 Probanden mit einem früheren THT, von denen 108 (92.3%) Stempeltests gewesen waren. Im Jahre 2005

wurde die Produktion dieses infolge seiner einfachen Handhabbarkeit bei Betriebsärzten beliebten Tests aufgrund seiner geringen Sensitivität und Spezifizität eingestellt. Kurz darauf kam es durch den Produktionsstop des von Chiron Vaccines Behring, Marburg hergestellten gereinigten Tuberkulins („GT") für den THT nach Mendel-Mantoux zu einem vorübergehenden Engpass in der Tuberkulin-Versorgung in Deutschland [47, 48]. Dadurch war die Röntgen-Untersuchung des Thorax nach intensivem Kontakt zu einem TB-Indexfall kurzzeitig zur Methode der ersten Wahl in der Praxis der TB-Kontaktuntersuchung geworden, was in unserem Fall 82 von 143 Kontaktpersonen (57,3%) betroffen hätte.
Dementsprechend reduzierte sich die Häufigkeit positiver Resultate unserer TB-Kontaktuntersuchung in Abhängigkeit vom angewandten Testverfahren von 57,3% bzw. 38,5% auf 28,0%, 19,6% und schließlich 9,1% für die Röntgen-Untersuchung des Thorax, den früheren THT, den aktuellen THT mit einer Induration >5 mm und >10 mm bzw. den IGRA QFT-GIT. Hieraus wird das Potential der IGRAs ersichtlich, die betriebsärztliche Praxis sowohl bei der TB-Kontaktuntersuchung als auch beim Routine-Screening von medizinischem Personal nach der BioStoffV zu verändern und die TB-Kontrolle in Ländern mit niedriger TB-Inzidenz und im Gesundheitswesen nachhaltig zu verbessern.

4.4 Limitationen

Die Aussagekraft unserer Ergebnisse wird durch die Tatsache eingeschränkt, dass bislang kein Gold-Standard für die Diagnose der LTBI existiert. Sowohl der THT als auch die aktuell kommerziell erhältlichen IGRAs messen eher eine anhaltende Immunantwort nach einer Exposition bzw. einer immunologischen Auseinandersetzung mit MTB und können definitionsgemäß keine latente oder persistierende Infektion direkt nachweisen [26]. Obwohl IGRAs eine exzellente Spezifizität besitzen, die derjenigen des THT zumindest in Populationen, die BCG-geimpfte Individuen enthalten, deutlich überlegen ist, ist die Sensitivität beider Testverfahren, insbesondere die des QFT-GIT mit ca. 70% alles andere als optimal [44]. Darüberhinaus können weder IGRAs noch der THT ausreichend sicher zwischen einer alten bzw. früheren und einer frischen TB-Infektion unterscheiden [38]. Die meisten Studien, die der jüngsten Meta-Analyse von Pai et al. zugrunde liegen, verwenden die aktive TB als Surrogat-Marker für die Bestimmung von Sensitivität und Spezifizität bezüglich der Detektion einer LTBI, obwohl das Phänomen der Anergie bei aktiver TB hinreichend bekannt ist [44]. Daher kann die bei aktiver TB beobachtete Immun- und IFN-γ-Antwort nicht vollständig auf die Situation bei einer LTBI übertragen werden.

Entsprechend den nationalen Empfehlungen wurden in unserer Untersuchung nur Individuen mit positiven QFT-GIT zum Ausschluss einer aktiven TB geröntgt [12]. Die Datenlage ist aktuell jedoch noch uneinheitlich und die Überlegenheit des QFT-GIT über den THT in Hinsicht auf seine Sensitivität noch nicht abschließend zu beurteilen. In diesem Zusammenhang sollte Erwähnung finden, dass Hill et al. im Rahmen einer prospektiven Kohorten-Studie in Gambia, einem Land mit hoher TB-Inzidenz, IGRA-negative Individuen beschrieben haben, die im weiteren Verlauf zur aktiven TB progredient waren, und dass es bei der Beurteilung negativer IGRA-Ergebnisse einer gewissen Skepsis und klinischen Einschätzung des individuellen Risikos bedarf [17, 18].

4.5 Schlussfolgerungen

Zusammenfassend erwies sich der QFT-GIT im Zusammenhang einer großangelegten, unter den Mitarbeitern eines Universitätsklinikums durchgeführten TB-Kontaktuntersuchung mit einem relevanten Anteil BCG-geimpfter Kontakte nach Exposition gegenüber einem mikroskopisch negativen Indexfall als ein praktikables und brauchbares Verfahren. Aktive Fälle von TB wurden im Rahmen des Beobachtungszeitraums von zwei Jahren nicht entdeckt. Die positiven Ergebnisse keines der verwendeten Verfahren waren mit der Exposition gegenüber dem Indexfall assoziiert. Dementsprechend ist davon auszugehen, dass es zu keiner relevanten, nosokomialen TB-Übertragung durch den Indexfall gekommen ist und die Häufigkeit positiver QFT-GIT-Ergebnisse der vorbestehenden Prävalenz der LTBI in der Studienpopulation entspricht. Unsere Ergebnisse unterstützen die Annahme, dass eine TB-Kontaktuntersuchung nach Exposition von <40 Stunden gegenüber einem mikroskopisch negativen, kulturell bestätigten Indexfall nicht grundsätzlich gerechtfertigt ist. Einschränkend bleibt anzumerken, dass IGRAs sowohl eine aktive als auch eine latente TB-Infektion aufgrund ihrer nicht optimalen Sensitivität nicht mit letzter Sicherheit ausschließen können und positive Ergebnisse keine eindeutigen Rückschlüsse auf eine „alte“ oder „frische“ TB-Infektion zulassen. Daher kann anhand der vorgelegten Ergebnisse keine endgültige Beurteilung des Progressionsrisikos zu einer aktiven TB innerhalb unserer Studienpopulation erfolgen. Nichtsdestotrotz können IGRAs die Diagnostik der LTBI, dadurch den zielgerichteten Einsatz der präventiven Chemotherapie und schlussendlich die TB-Kontrolle in Ländern mit niedriger TB-Inzidenz sowie im Gesundheitswesen nachhaltig verbessern.

5 Literaturverzeichnis

[1] Aichelburg, M. C., Rieger, A., Breitenecker, F., Pfistershammer, K., Tittes, J., Eltz, S., Aichelburg, A. C., Stingl, G., Makristathis, A., Kohrgruber, N. (2009). Detection and prediction of active tuberculosis disease by a whole-blood interferon-gamma release assay in HIV-1-infected individuals. Clin Infect Dis **48 (7)**, 954-962

[2] American Thoracic Society (2000). Targeted tuberculin testing and treatment of latent tuberculosis infection. Am J Respir Crit Care Med **161 (4 Pt 2)**, 221-247

[3] Andersen, P., Munk, M. E., Pollock, J. M., Doherty, T. M. (2000). Specific immune-based diagnosis of tuberculosis. Lancet **356 (9235)**, 1099-1104

[4] Arend, S. M., Thijsen, S. F., Leyten, E. M., Bouwman, J. J., Franken, W. P., Koster, B. F., Cobelens, F. G., van Houte, A. J., Bossink, A. W. (2007). Comparison of two interferon-gamma assays and tuberculin skin test for tracing tuberculosis contacts. Am J Respir Crit Care Med **175 (6)**, 618-627

[5] Barnes, P. F. (2004). Diagnosing latent tuberculosis infection: turning glitter to gold. Am J Respir Crit Care Med **170 (1)**, 5-6

[6] Behr, M. A., Warren, S. A., Salamon, H., Hopewell, P. C., Ponce de Leon, A., Daley, C. L., Small, P. M. (1999). Transmission of Mycobacterium tuberculosis from patients smear-negative for acid-fast bacilli. Lancet **353 (9151)**, 444-449

[7] Bennett, D. E., Onorato, I. M., Ellis, B. A., Crawford, J. T., Schable, B., Byers, R., Kammerer, J. S., Braden, C. R. (2002). DNA fingerprinting of Mycobacterium tuberculosis isolates from epidemiologically linked case pairs. Emerg Infect Dis **8 (11)**, 1224-1229

[8] Brodhun, B., Altmann, D., Haas, W. (2009). Bericht zur Epidemiologie der Tuberkulose in Deutschland für 2007. Robert Koch-Institut Berlin

[9] Cellestis Inc.: QuantiFERON® Technology (2009). (Zugriff vom 31.05.2009). http://www.cellestis.com

[10] Diel, R., Seidler, A., Nienhaus, A., Rusch-Gerdes, S., Niemann, S. (2005). Occupational risk of tuberculosis transmission in a low incidence area. Respir Res **6**, 35

[11] Diel, R., Ernst, M., Doscher, G., Visuri-Karbe, L., Greinert, U., Niemann, S., Nienhaus, A., Lange, C. (2006). Avoiding the effect of BCG vaccination in detecting Mycobacterium tuberculosis infection with a blood test. Eur Respir J **28 (1)**, 16-23

[12] Diel, R., Forssbohm, M., Loytved, G., Haas, W., Hauer, B., Maffei, D., Magdorf, K., Nienhaus, A., Rieder, H. L., Schaberg, T., Zellweger, J. P., Loddenkemper, R. (2007). Empfehlungen für die Umgebungs-untersuchungen bei Tuberkulose. Deutsches Zentralkomitee zur Bekämpfung der Tuberkulose. Gesundheitswesen **69 (8-9)**, 488-503

[13] Diel, R., Loddenkemper, R., Meywald-Walter, K., Gottschalk, R., Nienhaus, A. (2008). Comparative performance of tuberculin skin test, QuantiFERON-TB-Gold In Tube assay, and T-Spot.TB test in contact investigations for tuberculosis. Chest **135 (4)**, 1010-1018

[14] Diel, R., Loddenkemper, R., Meywald-Walter, K., Niemann, S., Nienhaus, A. (2008). Predictive value of a whole blood IFN-gamma assay for the development of active tuberculosis disease after recent infection with Mycobacterium tuberculosis. Am J Respir Crit Care Med **177 (10)**, 1164-1170

[15] Golub, J. E., Cronin, W. A., Obasanjo, O. O., Coggin, W., Moore, K., Pope, D. S., Thompson, D., Sterling, T. R., Harrington, S., Bishai, W. R., Chaisson, R. E. (2001). Transmission of Mycobacterium tuberculosis through casual contact with an infectious case. Arch Intern Med **161 (18)**, 2254-2258

[16] Harada, N., Nakajima, Y., Higuchi, K., Sekiya, Y., Rothel, J., Mori, T. (2006). Screening for tuberculosis infection using whole-blood interferon-gamma and Mantoux testing among Japanese healthcare workers. Infect Control Hosp Epidemiol **27 (5)**, 442-448

[17] Hill, P. C., Brookes, R. H., Fox, A., Jackson-Sillah, D., Jeffries, D. J., Lugos, M. D., Donkor, S. A., Adetifa, I. M., de Jong, B. C., Aiken, A. M., Adegbola, R. A., McAdam, K. P. (2007). Longitudinal assessment of an ELISPOT test for Mycobacterium tuberculosis infection. PLoS Med **4 (6)**, e192

[18] Hill, P. C., Jackson-Sillah, D. J., Fox, A., Brookes, R. H., de Jong, B. C., Lugos, M. D., Adetifa, I. M., Donkor, S. A., Aiken, A. M., Howie, S. R., Corrah, T., McAdam, K. P., Adegbola, R. A. (2008). Incidence of tuberculosis and the predictive value of ELISPOT and Mantoux tests in Gambian case contacts. PLoS ONE **3 (1)**, e1379

[19] Khanna, P., Nikolayevskyy, V., Warburton, F., Dobson, E., Drobniewski, F. (2009). Rate of latent tuberculosis infection detected by occupational health screening of nurses new to a london teaching hospital. Infect Control Hosp Epidemiol **30 (6)**, 581-584

[20] Kipfer, B., Reichmuth, M., Buchler, M., Meisels, C., Bodmer, T. (2008). Tuberculosis in a Swiss army training camp: contact investigation using an Interferon gamma release assay. Swiss Med Wkly **138 (17-18)**, 267-272

[21] Kobashi, Y., Obase, Y., Fukuda, M., Yoshida, K., Miyashita, N., Fujii, M., Oka, M. (2007). Usefulness of QuantiFERON TB-2G, a diagnostic method for latent tuberculosis infection, in a contact investigation of health care workers. Intern Med **46 (18)**, 1543-1549

[22] Koch, R. (1982). Classics in infectious diseases. The etiology of tuberculosis: Robert Koch. Berlin, Germany 1882. Rev Infect Dis **4 (6)**, 1270-1274

[23] Kralj, N., Hofmann, F., Michaelis, M. (1997). Zur Methodik der Tuberkulosefrüherkennung bei arbeitsmedizinischen Vorsorge-untersuchungen im Gesundheitsdienst. Arbeitsmed Sozialmed Umweltmed **32**, 50-54

[24] Loddenkemper, R., Sagebiel, D., Brendel, A. (2002). Strategies against multidrug-resistant tuberculosis. Eur Respir J Suppl **36**, 66-77

[25] Lungenliga Schweiz (2007). Handbuch Tuberkulose. Lungenliga Schweiz Bern

[26] Mack, U., Migliori, G. B., Sester, M., Rieder, H. L., Ehlers, S., Goletti, D., Bossink, A., Magdorf, K., Holscher, C., Kampmann, B., Arend, S. M., Detjen, A., Bothamley, G., Zellweger, J. P., Milburn, H., Diel, R., Ravn, P., Cobelens, F., Cardona, P. J., Kan, B., Solovic, I., Duarte, R., Cirillo, D. M. (2009). LTBI: latent tuberculosis infection or lasting immune responses to M. tuberculosis? A TBNET consensus statement. Eur Respir J **33 (5)**, 956-973

[27] Menzies, D. (1999). Interpretation of repeated tuberculin tests. Boosting, conversion, and reversion. Am J Respir Crit Care Med **159 (1)**, 15-21

[28] Menzies, D., Joshi, R., Pai, M. (2007). Risk of tuberculosis infection and disease associated with work in health care settings. Int J Tuberc Lung Dis **11 (6)**, 593-605

[29] Menzies, D., Pai, M., Comstock, G. (2007). Meta-analysis: new tests for the diagnosis of latent tuberculosis infection: areas of uncertainty and recommendations for research. Ann Intern Med **146 (5)**, 340-354

[30] Migliori, G. B., Loddenkemper, R., Blasi, F., Raviglione, M. C. (2007). 125 years after Robert Koch's discovery of the tubercle bacillus: the new XDR-TB threat. Is "science" enough to tackle the epidemic? Eur Respir J **29 (3)**, 423-427

[31] Millen, S. J., Uys, P. W., Hargrove, J., van Helden, P. D., Williams, B. G. (2008). The effect of diagnostic delays on the drop-out rate and the total delay to diagnosis of tuberculosis. PLoS ONE **3 (4)**, e1933

[32] National Institute for Health and Clinical Excellence (2006). Tuberculosis: clinical diagnosis and management of tuberculosis, and measures for its prevention and control. National Institute for Health and Clinical Excellence London

[33] National Tuberculosis Controllers Association, Centers of Disease Control and Prevention (2005). Guidelines for the investigation of contacts of persons with infectious tuberculosis. Recommendations from the National Tuberculosis Controllers Association and CDC. MMWR Recomm Rep **54 (RR-15)**, 1-47

[34] Niemann, S., Rusch-Gerdes, S., Richter, E. (1997). IS6110 fingerprinting of drug-resistant Mycobacterium tuberculosis strains isolated in Germany during 1995. J Clin Microbiol **35 (12)**, 3015-3020

[35] Nienhaus, A., Loddenkemper, R., Hauer, B., Wolf, N., Diel, R. (2007). Latente Tuberkulose−Infektionen im Gesundheitswesen - Evaluation des Interferon−γ Release Assay. Pneumologie **61 (4)**, 219-223

[36] Nienhaus, A., Schablon, A., Loddenkemper, R., Hauer, B., Wolf, N., Diel, R. (2007). Erhöhte Prävalenz der latenten tuberkulösen Infektion bei Beschäftigten in der Geriatrie?. Pneumologie **61 (9)**, 613-616

[37] Nienhaus, A., Schablon, A., Bacle, C. L., Siano, B., Diel, R. (2008). Evaluation of the interferon-gamma release assay in healthcare workers. Int Arch Occup Environ Health **81 (3)**, 295-300

[38] Nienhaus, A., Schablon, A., Diel, R. (2008). Interferon-gamma release assay for the diagnosis of latent TB infection--analysis of discordant results, when compared to the tuberculin skin test. PLoS ONE **3 (7)**, e2665

[39] Nienhaus, A. (2009). Tuberkulose im Gesundheitswesen. Pneumologie **63 (1)**, 23-30

[40] Nienhaus, A. (2009). Berufliches Infektionsrisiko für Tuberkulose - Zusammenfassung und Ergebnisse des Expertengespräches am 12. Mai 2003. in Nienhaus, A., Brandenburg, S., Teschler, H. (Hrsg.). Tuberkulose als Berufskrankheit - Ein Leitfaden zur Begutachtung und Vorsorge. Ecomed MEDIZIN, Landsberg, 311-318

[41] Nussbaum, E. S., Rockswold, G. L., Bergman, T. A., Erickson, D. L., Seljeskog, E. L. (1995). Spinal tuberculosis: a diagnostic and management challenge. J Neurosurg **83 (2)**, 243-247

[42] Pai, M., Joshi, R., Dogra, S., Mendiratta, D. K., Narang, P., Kalantri, S., Reingold, A. L., Colford, J. M., Jr., Riley, L. W., Menzies, D. (2006). Serial testing of health care workers for tuberculosis using interferon-gamma assay. Am J Respir Crit Care Med **174 (3)**, 349-355

[43] Pai, M., Kalantri, S., Dheda, K. (2006). New tools and emerging technologies for the diagnosis of tuberculosis: part I. Latent tuberculosis. Expert Rev Mol Diagn **6 (3)**, 413-422

[44] Pai, M., Zwerling, A., Menzies, D. (2008). Systematic review: T-cell-based assays for the diagnosis of latent tuberculosis infection: an update. Ann Intern Med **149 (3)**, 177-184

[45] Rennie, T. W., Bothamley, G. H., Engova, D., Bates, I. P. (2007). Patient choice promotes adherence in preventive treatment for latent tuberculosis. Eur Respir J **30 (4)**, 728-735

[46] Ringshausen, F. C., Schlösser, S., Nienhaus, A., Schablon, A., Schultze-Werninghaus, G., Rohde, G. (2009). In-hospital contact investigation among health care workers after exposure to smear-negative tuberculosis. J Occup Med Toxicol **4**, 11

[47] Robert Koch-Institut (2005). Information des DZK und des RKI zum aktuellen Engpass bei der Tuberkulinversorgung in Deutschland. Epidemiol Bull **7**, 52-54

[48] Sagebiel, D., Hauer, B., Haas, W., Magdorf, K., Priwitzer, M., Loddenkemper, R. (2005). Zukünftige Tuberkulinversorgung in Deutschland. Bundesgesundheitsblatt Gesundheitsforschung Gesundheitsschutz **48 (4)**, 477-482

[49] Schaberg, T., Hauer, B., Haas, W. H., Hohlfeld, J., Kropp, R., Loddenkemper, R., Loytved, G., Magdorf, K., Rieder, H. L., Sagebiel, D. (2004). Latente tuberkulöse Infektion: Empfehlungen zur präventiven Therapie bei Erwachsenen in Deutschland. Deutsches Zentralkomitee zur Bekämpfung der Tuberkulose. Pneumologie **58 (4)**, 255-270

[50] Schablon, A., Beckmann, G., Harling, M., Diel, R., Nienhaus, A. (2009). Prevalence of latent tuberculosis infection among health care workers in a hospital for pulmonary diseases. J Occup Med Toxicol **4**, 1

[51] Schablon, A., Ringshausen, F. C., Rohde, G., Nienhaus, A. (2009). Prävalenz latenter Tuberkulose-Infektionen bei Beschäftigten im Gesundheitswesen. in Nienhaus, A., Brandenburg, S., Teschler, H. (Hrsg.). Tuberkulose als Berufskrankheit - Ein Leitfaden zur Begutachtung und Vorsorge. Ecomed MEDIZIN, Landsberg, 237-246

[52] Schwartzman, K., Menzies, D. (1999). Tuberculosis: 11. Nosocomial disease. Cmaj **161 (10)**, 1271-1277

[53] Statistisches Bundesamt (2000). Fachserie 12, Reihe 2. Statistik der sonstigen meldepflichtigen Krankheiten. Statistisches Bundesamt Bonn

[54] Stebler, A., Iseli, P., Muhlemann, K., Bodmer, T. (2008). Whole-blood interferon-gamma release assay for baseline tuberculosis screening of healthcare workers at a Swiss university hospital. Infect Control Hosp Epidemiol **29 (7)**, 681-683

[55] Sultan, L., Nyka, W., Mills, C., O'Grady, F., Wells, W., Riley, R. L. (1960). Tuberculosis disseminators. A study of the variability of aerial infectivity of tuberculous patients. Am Rev Respir Dis **82**, 358-369

[56] Tostmann, A., Kik, S. V., Kalisvaart, N. A., Sebek, M. M., Verver, S., Boeree, M. J., van Soolingen, D. (2008). Tuberculosis transmission by patients with smear-negative pulmonary tuberculosis in a large cohort in the Netherlands. Clin Infect Dis **47 (9)**, 1135-1142

[57] Trnka, L., Dankova, D., Zitova, J., Cimprichova, L., Migliori, G. B., Clancy, L., Zellweger, J. P. (1998). Survey of BCG vaccination policy in Europe: 1994-96. WHO Bulletin OMS **76 (1)**, 85-91

[58] Turgut, M. (2001). Spinal tuberculosis (Pott's disease): its clinical presentation, surgical management, and outcome. A survey study on 694 patients. Neurosurg Rev **24 (1)**, 8-13

[59] Vinton, P., Mihrshahi, S., Johnson, P., Jenkin, G. A., Jolley, D., Biggs, B. A. (2009). Comparison of QuantiFERON-TB Gold In-Tube Test and tuberculin skin test for identification of latent Mycobacterium tuberculosis infection in healthcare staff and association between positive test results and known risk factors for infection. Infect Control Hosp Epidemiol **30 (3)**, 215-221

[60] von Pirquet, C. (1909). Frequency of tuberculosis in childhood. JAMA **52**, 675–678

[61] Wang, J. T., Hung, C. C., Sheng, W. H., Wang, J. Y., Chang, S. C., Luh, K. T. (2002). Prognosis of tuberculous meningitis in adults in the era of modern antituberculous chemotherapy. J Microbiol Immunol Infect **35 (4)**, 215-222

[62] World Health Organization (2008). Global tuberculosis control: surveillance, planning, financing: WHO report 2008. World Health Organization Geneva

[63] World Health Organization (2009). Global tuberculosis control: epidemiology, strategy, financing: WHO report 2009. World Health Organization Geneva

[64] World Health Organization Fact Sheet No 104 (2007). (Zugriff vom 08.05.2009). http://www.who.int/mediacentre/factsheets/fs104/en/print.html

[65] Zellweger, J. P., Zellweger, A., Ansermet, S., de Senarclens, B., Wrighton-Smith, P. (2005). Contact tracing using a new T-cell-based test: better correlation with tuberculosis exposure than the tuberculin skin test. Int J Tuberc Lung Dis **9 (11)**, 1242-1247

6 Anhang

6.1 Probandeninformation

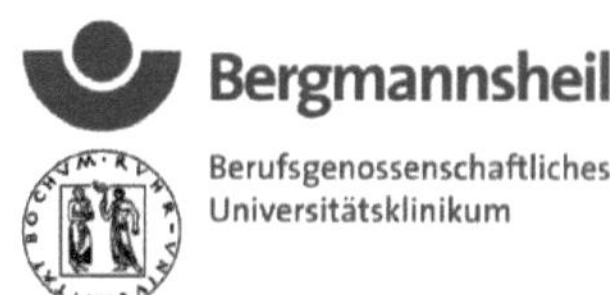

Berufsgenossenschaftliches Universitätsklinikum Bergmannsheil GmbH

Datum: 04.06.2007

Studie: „Stellenwert des Interferon-γ-Tests (Interferon-γ-release-assay, IGRA) QuantiFERON®-TB Gold In-tube (QFT-GIT) in der betriebsärztlichen Praxis bei der Tuberkulose-Kontaktuntersuchung von medizinischem Personal"

Berufsgenossenschaftliches Universitätsklinikum Bergmannsheil GmbH, Bochum

Medizinische Klinik III - Pneumologie, Allergologie, Schlaf- und Beatmungsmedizin
Direktor: Prof. Dr. G. Schultze-Werninghaus

Betriebsarzt: Dr. S. Schlösser

Berufsgenossenschaft Gesundheitsdienst und Wohlfahrtspflege, Hamburg

Information für die Beschäftigten
- zur Umgebungsuntersuchung -

Der Betriebsarzt wird sie im Rahmen einer Umgebungsuntersuchung untersuchen, da Sie ungeschützten Kontakt zu einem Patienten mit offener Lungentuberkulose hatten. Durchgeführt wird dabei ein Tuberkulin-Hauttest (THT).

Die aktuellen Leitlinien der entsprechenden Fachgesellschaften empfehlen die zusätzliche Durchführung eines alternativen Tbc-Testverfahrens, einen Tuberkulose-Bluttest. Der Stellenwert des Tuberkulose-Bluttestes für den Einsatz in der betriebsärztlichen Praxis ist anhand der aktuellen Daten- und Studienlage noch unklar. Für diesen Test werden ca. drei Milliliter Blut in Teströhrchen gefüllt, die mit spezifischen Antigenen beschichtet ist. Die weitere Auswertung des Tests erfolgt im Labor. Es wird davon ausgegangen, dass das Bluttestverfahren weniger falsch-positive Testergebnisse aufweist als der Tuberkulin-Hauttest.

Für Sie bedeutet dies, dass wir diese ohnehin empfohlenen, routinemäßig im Rahmen der betriebsärztlichen durchgeführten Untersuchungen nach Unkenntlichmachen Ihres Names „pseudoanonymisiert" systematisch erfassen und wissenschaftlich auswerten und eine zweite, zusätzliche Blutentnahme ca. 12 Wochen nach der Erstuntersuchung durchführen. Die Bestimmungen des Bundesdatenschutzgesetzes werden eingehalten.

Darüber hinaus entstehen Ihnen keine weiteren Unannehmlichkeiten. Der Vorteil für die auf diese Weise getesteten Personen liegt darin, dass seltener zusätzliche Röntgenaufnahmen zur diagnostischen Abklärung angefertigt werden müssen.

Da die Ergebnisse des Tbc-Bluttests in der Regel nicht durch eine erfolgte BCG-Impfung oder durch ubiquitäre Mykobakterien beeinflusst werden, kann auf diese Weise ein möglicherweise falsch-positives Testergebnis vorausgegangener Testverfahren aufgedeckt werden.

Sollte bei Ihnen im Rahmen der betriebsärztlichen Betreuung in den nächsten beiden Jahren eine erneute Tbc-Untersuchung notwendig sein, werden die heutigen und späteren Untersuchungsergebnisse miteinander verglichen, um gegebenenfalls eine stattgefundene Konversion festzustellen. Unter einer Konversion versteht man, dass ein vorheriger Tuberkulin-Hauttest negativ war und bei der erneuten Untersuchung ein positiver Tuberkulin-Hauttest auffällt, d.h. Sie haben Kontakt zu Mykobakterien gehabt ohne jedoch daran erkrankt zu sein. Im Rahmen dieser Studie werden also mit Ausnahme der zweiten Blutentnahme ca. 12 Wochen nach der betriebsärztlichen Erstuntersuchung keine zusätzlichen Untersuchungen veranlasst, sondern nur ohnehin erhobene Daten zu Studienzwecken verglichen.

Die Studie liegt der Ethikkommission der Ruhr-Universität Bochum zur Zustimmung vor. Die Befunde werden von Ihrem Betriebsarzt in anonymisierter Form an die Studiengruppe der Medizinischen Klinik III (Gruppenleitung: Jun.-Prof. PD Dr. G. Rohde, Projektleitung: Felix C. Ringshausen, Direktor: Prof. Dr. G. Schultze-Werninghaus) weiter gegeben. Die im Rahmen der Studie erhobenen Daten und persönlichen Mitteilungen unterliegen der ärztlichen Schweigepflicht. Die Weitergabe der Daten von Seiten des Betriebsarztes an die Studiengruppe sowie die Verwertung und Auswertung der Daten durch die Studiengruppe erfolgt in anonymisierter Form. Eine Zuordnung zu einzelnen Personen kann durch die Studiengruppe nicht vorgenommen werden. Nur der Betriebsarzt kann die Daten den einzelnen Personen zuordnen und beim ihm kann die Teilnahme der Studie jederzeit widerrufen werden. Folgen aus dem Widerruf entstehen dem Probanden nicht. Nach Beendigung der Studie werden die Proben und personenbezogenen Angaben der Studienteilnehmer vernichtet.

Die Datenauswertung wird in medizinischen Fachzeitschriften veröffentlicht, allerdings ohne Offenlegung von persönlichen Angaben der Studienteilnehmer. Die Bestimmungen des Bundesdatenschutzes werden im Rahmen der Studie eingehalten.

Die Daten werden zu keinem anderen Zweck als zur wissenschaftlichen Evaluierung des Tbc-Bluttestes in der betriebsärztlichen Praxis bei der Tuberkulose-Kontaktuntersuchung von medizinischem Personal verwendet.

Selbstverständlich informiert Sie Dr. Schlösser über die Testergebnisse und steht Ihnen zur Klärung von Fragen gerne zur Verfügung.

Für die Studiengruppe:

Jun.-Prof. PD Dr. G. Rohde
Oberarzt
Medizinische Klinik III

Felix C. Ringshausen
Assistenzarzt

6.2 Probandeneinwilligung

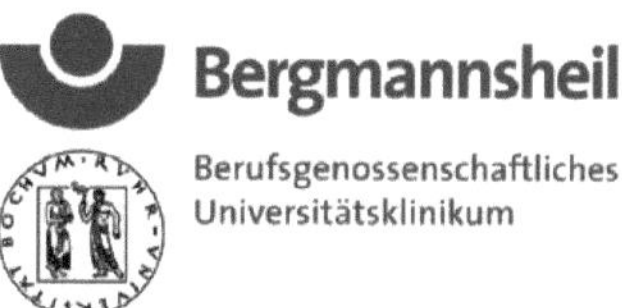

Berufsgenossenschaftliches Universitätsklinikum Bergmannsheil GmbH

Studie: „Stellenwert des Interferon-γ-Tests (Interferon-γ-release-assay, IGRA) QuantiFERON®-TB Gold In-tube (QFT-GIT) in der betriebsärztlichen Praxis bei der Tuberkulose-Kontaktuntersuchung von medizinischem Personal"

Berufsgenossenschaftliches Universitätsklinikum Bergmannsheil GmbH, Bochum

Medizinische Klinik III - Pneumologie, Allergologie, Schlaf- und Beatmungsmedizin
Direktor: Prof. Dr. G. Schultze-Werninghaus

Betriebsarzt: Dr. S. Schlösser

Berufsgenossenschaft Gesundheitsdienst und Wohlfahrtspflege, Hamburg

Einwilligungserklärung

Hiermit erkläre ich, dass ich über die o. g. Studie informiert wurde und freiwillig daran teilnehme. Mir ist bekannt, dass ich meine Einwilligung bei meinem Betriebsarzt jederzeit widerrufen kann.

Ich weiß, dass die im Rahmen dieser Studie erhobenen Daten und persönlichen Mitteilungen der ärztlichen Schweigepflicht unterliegen und zur Verarbeitung und Auswertung nur ohne meinen Namen (pseudoanonymisiert) zusammengeführt werden dürfen.

Mir ist bewusst, dass die Auswertungen in medizinischen Fachzeitschriften veröffentlicht werden können, allerdings ohne Offenlegung meiner persönlichen Angaben. Ich wurde darüber aufgeklärt, dass bei der Verarbeitung meiner personenbezogenen Daten die Bestimmungen des Bundesdatenschutzgesetzes eingehalten werden.

....

Ort, Datum

....

Nachname, Vorname (bitte in Druckbuchstaben) *Unterschrift*

6.3 Fragebogen

Name:	**Vorname:**

Fragebogen
Tuberkulose-Kontaktuntersuchung

ID-Nummer: (wird vom Betriebsarzt ausgefüllt) B H L _ _ _

Nr.				
1	**Bogen ausgefüllt am:** _ _ . _ _ . 2007 (Tag Monat Jahr)			
2	Geburtsdatum: _ _ . _ _ . 1 9 _ _ (Tag Monat Jahr)	Alter in Jahren: ____.	☐ Weiblich	☐ Männlich
3	Falls weiblich, Schwangerschaft?	☐ Nein	☐ Ja	
4	**Geburtsland:**	**Nationalität:**		

ANAMNESE

Nr.				
5	**TBC in der eigenen Vorgeschichte?**		☐ Nein	
	☐ Ja, und zwar im Jahr _______ Bemerkungen:			
6	**TBC in der Familie / Verwandtschaft / bei Freunden?**		☐ Nein	
	☐ Ja, und zwar im Jahr _______ Wer?			
	☐ Ja, und zwar im Jahr _______ Wer?			
	Bemerkungen:			
7	**BCG-Impfung?**	☐ Ja	☐ Nein	☐ Unbekannt
	Falls ja, dokumentiert im Impfpass	☐ Ja	☐ Nein, anamnestisch	
	Falls nur anamnestisch: Impfnarben?	☐ Ja	☐ Nein, anamnestisch	
8	**Vorherige Umgebung- / Tuberkulose-Kontaktuntersuchung?**		☐ Nein	
	☐ Ja, und zwar im Jahr (wann zuletzt?) __________			
9	**Immunsuppressive Medikamente / TNF-α-AK / Glukokortikoide / Zytostatika?**		☐ Nein	
	☐ Ja, und zwar: ______________________	Dosierung: __________.		
10	**Komorbiditäten / individuelle Faktoren:**	☐ nein	☐ Diabetes mellitus	
	☐ Chronische Niereninsuffizienz	☐ chron. Infektionskrankh.	☐ Z. n. Gastrektomie	
	☐ Krebserkrankung / Malignom	☐ Sarkoidose	☐ Untergewicht (BMI <20)	
	☐ Akute / kürzlich zurückliegende schwere Virusinfektion, z. B. Influenza, Masern, ...			
	☐ Lebendimpfung innerhalb der letzten 6 Wochen			
11	**Alkoholkonsum?**	☐ Nie		
	☐ selten	☐ häufiger (>10 alkoholische Getränke/Woche)		

12	**Private Infektionsgefährdung:**		
	Reisen / längerer Auslandsaufenthalt > 2 Wochen innerhalb der letzten 12 Monate		☐ Nein
	☐ Wenn ja, in welchem Land: ______.		

JETZIGE UNTERSUCHUNG

13	**Derzeitige Tätigkeit:**	☐ Pflegekraft	☐ Pflegeschüler
	☐ Ärztin/Arzt	☐ MedizinstudentIn	☐ MTA / Assistenzpersonal
	☐ Sekretariat / Administration	☐ Physiotherapie	☐ Logopädie
	☐ Wi-Med-MitarbeiterIn	☐ Sonstige, und zwar: ______.	

14	**Dauer der Beschäftigung im Gesundheitswesen in Jahren:** ______.

15	**Art und Dauer des Kontaktes: Intensive Exposition?** Z. B.		☐ Nein
	☐ Anästhesie/Atemwegsmanagement	☐ Physiotherapie	☐ Logopädie
	☐ TEE (Kardiologie)	☐ Gastro / PEG-Anlage	☐ Trachealsekretgewinnung
	☐ Täglicher oder	☐ Mehrfach täglicher intensiver Patientenkontakt im Rahmen der Pflege	
	☐ Naher Gesicht-zu-Gesicht-Kontakt[1]	☐ Sonstige, und zwar: ______.	

16	**Zeitraum des Kontaktes in Wochen** (infektiöser Zeitraum 10.01. - 12.03.07): ______. Innerhalb wie vieler Wochen während des o. g. Zeitraums bestand Kontakt zum Indexfall? Einmaliger Kontakt = 1		
	☐ Januar	☐ Februar	☐ März
	Innerhalb welcher Monate bestand Kontakt zum Indexfall? Aufenthalte des Indexfalles im o. g. Zeitraum in unserem Haus: **10.01.–28.02.07** Chirurgie / Station 1.1 - **28.02.–07.03.** Pneumologie / Station 3.3 - **08.03-12.03.** Station 6.3 ITS		

17	**Häufigkeit des Kontakes:** Wie häufig war der Kontakt innerhalb einer Woche im Kontaktzeitraum?
a)	☐ Einmalig - *wenn nicht a), dann b)* ***und*** *c)* -
b)	☐ Einmal / Mehrfach wöchentlich, und zwar durchschnittlich ______-mal wöchentlich
c)	☐ Einmal / Mehrfach täglich, und zwar durchschnittlich ______-mal täglich

18	**Durchschnittliche Kontaktdauer in Minuten:** ______.

19	**Aktuelle Symptome / Beschwerden?**		☐ Nein
	☐ Husten / Hüsteln	☐ Müdigkeit	☐ Leichtes Fieber
	☐ Ungewollte Gewichtsabnahme	☐ Appetitlosigkeit	☐ Lymphknotenschwellungen
	☐ Blutbeimengungen im Auswurf	☐ Nächtliches Schwitzen	☐ Stechen in der Brust
	☐ Benommenheit / Kopfschmerzen		

Bemerkungen / Erklärungen:

- Alle Informationen werden vertraulich behandelt und an die Studiengruppe erst nach vorheriger Anonymisierung durch Herrn Dr. Schlösser weitergeleitet! Bei Rückfragen zum Fragebogen bitte an Schlösser (Tel. 6406) oder Ringshausen (Tel. 3603) wenden.
- Die kumulative Expositionsdauer errechnet sich in Minuten aus den Fragebogen-Items 16-18 ([16] x [17a] x [17b] x [18] = kumulative Expositionsdauer [min]).
- [1] zu 15) z. B. körperliche Untersuchungen stellen nahen Gesicht-zu-Gesicht-Kontakt dar.

6.4 Stammblatt

Name:	Vorname:

Stammblatt IGRA-Tuberkulose-Kontaktuntersuchung

ID-Nummer: (wird vom Betriebsarzt ausgefüllt)	B	H	L			

1	Ausgefüllt am: __ __ (Tag) __ __ (Monat) 2 0 0 7 (Jahr)			
2	Geburtsdatum: __ __ (Tag) __ __ (Monat) 1 9 __ __ (Jahr) Alter in Jahren: ____.		☐ Weiblich	☐ Männlich
3	**Teilnahme an IGRA-Studie? Einwilligung unterschrieben?**		☐ Ja	☐ Nein
4	**Datum 1. Kontaktuntersuchung:** __________. Wahrgenommen?		☐ Ja	☐ Nein
5	**Datum 2. Kontaktuntersuchung:** __________. Wahrgenommen?		☐ Ja	☐ Nein
6	**Abteilung angehörig:**	☐ Chirurgie	☐ Pneumologie	
	☐ Kardiologie	☐ Gastroenterologie	☐ Internistische Intensivstation	
	☐ Anästhesiologie	☐ Notaufnahme	☐ Radiologie	
	☐ Pathologie	☐ Physiotherapie	☐ Logopädie	
	☐ Wi-Med GmbH	☐ Urologie	☐ Labor	
	☐ Sonstige, und zwar: ______________________.			
7	**Vorheriger Tuberkulin-Haut-Test (THT)?**		☐ Nein	
	☐ Ja, und zwar ☐ Stempeltest (Tine-Test)		☐ Mendel-Mantoux-Test (MMT)	
	Datum des letzten Test: ________	☐ positiv ☐ negativ	Induration: ________ mm	
	☐ Eigene Untersuchung	☐ Betriebsarzt	☐ Gesundheitsamt	
8	**Aktueller THT / MMT?** ☐ Durchgeführt am: __________ .			
	☐ Nicht durchgeführt, weil ______________________.			
	1. Ableser Schlösser: Induration: _______ mm, am: ______________.			
	2. Ableser ______________: Induration: _______ mm, am: __________.			
	Ergebnis **Mittelwert**: ☐ negativ	☐ positiv (> 5 mm)	☐ Induration: ________ mm	
9	**HIV-Status?**	☐ negativ	☐ positiv	☐ unbekannt
10	**Hepatitis-Status?**	☐ negativ	☐ positiv	☐ unbekannt
	Falls positiv:	☐ HAV	☐ HBV	☐ HCV

11	Art / Dauer des Kontaktes / kumulative Expositionszeit? ______________ Min Kumulative Expositionsdauer = [16] x [17a] x [17b] x [18]
	☐ Intensiver Kontakt.
	☐ < 8 Stunden
	☐ mindestens 8 Stunden
	☐ > 8 Stunden und < 40 Stunden
	☐ mindestens 40 Stunden
	☐ > 40 Stunden

12	Nikotinabusus? ☐ nein ☐ nie ☐ nein seit: ____________.
	☐ Ja, und zwar ____________ Zigaretten seit ______ Jahren = ______________ pack years

13	Ergebnis IGRA / QuantiFERON-TB Gold In Tube? BE am: ________ durchgeführt am: ________.
	☐ Positiv ☐ Negativ
	Antigen INF: ______________ IU/ml
	Nullwert INF: ______________ IU/ml
	Mitogen INF: ______________ IU/ml

14	Im Falle eines positiven IGRA: wurde dem Mitarbeiter / der Mitarbeiterin eine präventive Chemotherapie angeboten?
	☐ Ja ☐ Nein
	Falls ja: wurde eine präventive Chemotherapie durchgeführt? Mit:
	☐ Abgelehnt
	☐ INH über 9 Monate
	☐ INH weniger als 9 Monate
	☐ INH + andere, und zwar: ______________________. Dosierung: ______________.

15	Röntgenthorax? Durchgeführt am: ____________________.
	☐ Veranlasst ☐ Nicht veranlasst
	☐ Kontraindiziert, weil ________________________ ☐ Verweigert

16	Ergebnis Röntgenthorax? Suspekter Befund? ☐ nein
	☐ Ja, und zwar ____.
	☐ Verdacht auf aktive Tuberkulose

Falls in der Zweituntersuchung ein neues positives Ergebnis diagnostiziert wird, veranlassen Sie bitte jetzt, in 12 Monaten und in 24 Monaten einen Röntgenthorax sowie einen Quantiferontest!

7 Publikation

Ringshausen, F. C., Schlösser, S., Nienhaus, A., Schablon, A., Schultze-Werninghaus, G., Rohde, G. (2009). In-hospital contact investigation among health care workers after exposure to smear-negative tuberculosis. J Occup Med Toxicol **4**, 11

Open access:
http://www.occup-med.com/content/4/1/11

Journal of Occupational Medicine and Toxicology

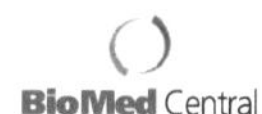

Research

Open Access

In-hospital contact investigation among health care workers after exposure to smear-negative tuberculosis

Felix C Ringshausen*[1,2], Stephan Schlösser[3], Albert Nienhaus[4], Anja Schablon[4], Gerhard Schultze-Werninghaus[1] and Gernot Rohde[1]

Address: [1]Department of Medicine III – Pneumology, Allergology and Sleep Medicine, University Hospital Bergmannsheil, Bochum, Germany, [2]Department of Medicine, Spital Bülach, Bülach, Switzerland, [3]Department of Occupational Medicine, University Hospital Bergmannsheil, Bochum, Germany and [4]Department of Occupational Health Research, Institution for Statutory Accident Insurance and Prevention in Health and Welfare Services, Hamburg, Germany

Email: Felix C Ringshausen* - felix.ringshausen@web.de; Stephan Schlösser - stephan.schloesser@bergmannsheil.de; Albert Nienhaus - albert.nienhaus@bgw-online.de; Anja Schablon - anja.schablon@bgw-online.de; Gerhard Schultze-Werninghaus - gerhard.schultze-werninghaus@bergmannsheil.de; Gernot Rohde - gernot.rohde@rub.de

* Corresponding author

Published: 8 June 2009

Journal of Occupational Medicine and Toxicology 2009, **4**:11 doi:10.1186/1745-6673-4-11

Received: 1 April 2009
Accepted: 8 June 2009

This article is available from: http://www.occup-med.com/content/4/1/11

Abstract

Background: Smear-negative pulmonary tuberculosis (TB) accounts for a considerable proportion of TB transmission, which especially endangers health care workers (HCW). Novel Mycobacterium-tuberculosis-specific interferon-γ release assays (IGRAs) may offer the chance to define the burden of TB in HCW more accurately than the Mantoux tuberculin skin test (TST), but the data that is available regarding their performance in tracing smear-negative TB in the low-incidence, in-hospital setting, is limited. We conducted a large-scale, in-hospital contact investigation among HCW of a German university hospital after exposure to a single case of extensive smear-negative, culture-positive TB with pulmonary involvement. The objective of the present study was to evaluate an IGRA in comparison to the TST and to identify risk factors for test positivity.

Methods: Contacts were prospectively enrolled, evaluated using a standardized questionnaire, the IGRA QuantiFERON®-TB Gold in Tube (QFT-GIT) and the TST, and followed-up for two years. Active TB was ruled out by chest x-ray in QFT-GIT-positive subjects. Independent predictors of test positivity were established through the use of logistic regression analysis.

Results: Out of the 143 subjects analyzed, 82 (57.3%) had close contact, but only four (2.8%) experienced cumulative exposure to the index case >40 hours. QFT-GIT results were positive in 13 subjects (9.1%), while TST results were positive in 40 subjects (28.0%) at an induration >5 mm. Overall agreement was poor between both tests (kappa = 0.15). Age was the only predictor of QFT-GIT-positivity (Odds ratio 2.7, 95% confidence interval 1.32–5.46), while TST-positivity was significantly related to Bacillus Calmette-Guérin vaccination and foreign origin. Logistic regression analysis showed no relation between test results and exposure. No secondary cases of active TB were detected over an observational period of two years.

Conclusion: Our findings suggest a low contagiosity of the particular index case. The frequency of positive QFT-GIT results may in fact reflect the pre-existing prevalence of latent TB infection among the study population. TB transmission seems unlikely and contact tracing not generally warranted after cumulative exposure <40 hours. However, the substantially lower frequency of positive QFT-GIT results compared to the TST may contribute to enhanced TB control in health care.

Background

Tuberculosis (TB) is a major cause of illness and death worldwide [1]. In contrast, Germany is a low-incidence country with steadily decreasing annual numbers of new TB infections (6.1 per 100,000 inhabitants in 2007) [2], where targeted testing of at-risk groups as well as diagnosis and treatment of latent TB infection (LTBI) in individuals with recent exposure are fundamental components of TB control strategies [3].

Although cross-reactivity following vaccination with Bacillus Calmette-Guérin (BCG) or exposure to non-tuberculous mycobacteria is common, the tuberculin skin test (TST) has been applied for the diagnosis of LTBI for about a century [4]. In-vitro interferon-γ release assays (IGRAs) that measure the amount of interferon-(IFN)-γ secreted by T-cell lymphocytes after stimulation with highly Mycobacterium-tuberculosis-(MTB)-specific antigens have been developed as alternative diagnostics. They are broadly recommended and increasingly used in contact investigations [5,6], as they provide distinct advantages over the TST. Their sensitivity for detecting active TB, which is commonly used as a surrogate for LTBI, is at least equal and their specificity is clearly superior, at least in populations that contain a proportion of BCG-vaccinated individuals, as they are not confounded by BCG vaccination. Moreover, they are appropriate for the serial testing of health care workers (HCW) as they avoid boosting of immune responses and possess distinct logistical conveniences [7-9].

Acid-fast bacilli smear-negative, culture-positive pulmonary TB accounts for a considerable proportion of TB transmission. In 2007, 56.3% of all infectious pulmonary TB cases reported to the responsible German authority (Robert Koch Institute) were smear-negative [2]. Although in general considered less contagious, smear-negative TB index cases were found to be responsible for 13–17% of TB transmission in molecular-epidemiologic studies [10,11]. The characteristics of smear-negative TB cases include prolonged contact, lack of isolation and delayed diagnosis and treatment, thus highlighting its impact as a nosocomial disease and its importance to TB control in high-income, low-incidence countries and health care.

TB contact investigations in the in-hospital setting are often challenging due to patient movement and the changing work assignment of personnel [12]. Particularly HCW are considered at risk for the occupational transmission of TB infection, even after brief exposure [13,14]. In this regard, IGRAs may offer the unique chance of defining the burden of TB in HCW more accurately [15].

We conducted an in-hospital contact investigation of a single index patient with extensive smear-negative, culture-positive TB including non-cavitary pulmonary involvement, who had a complicated in-hospital course of about three months and numerous contacts in various medical departments and disciplines (Figure 1, also see additional file 1: Definition of the index case). The aim of the present study was to compare the performance of the IGRA QuantiFERON®-TB Gold in Tube (QFT-GIT) with the Mantoux tuberculin skin test (TST) in a large-scale in-hospital contact investigation among German HCW after exposure to a single case of smear-negative, culture-positive pulmonary TB and to identify independent risk factors of test positivity.

Methods

Study design and subjects

We prospectively enrolled eligible HCW. The suspected time of in-hospital infectivity was 57 days from referral to our neurotraumatological department on January 10th until March 7th 2007, when isolation and antimycobacterial treatment were initiated. Contacts were evaluated using a standardized interview and questionnaire, TST, IGRA and chest x-ray if IGRA results were positive. The diagnostic and therapeutic course of the index case throughout the entire hospital stay was reconstructed. A total of 202 HCW with suspected contact were reported to the responsible occupational physician. Inclusion criteria were an age of 18 years and above, actual contact to the index case during infectivity and written and informed consent. The study cohort was longitudinally observed regarding progression to active TB for a period of two years (mean 106 ± 1.5 weeks) until March 13th 2009. All HCW were informed of TB-related symptoms, instructed on self-monitoring and reporting and subject to routine follow-up screening according to German Occupational Safety and Health legislation. All QFT-GIT-positive subjects were radiologically followed up as recommended by national guidelines [6].

Diagnostic methods

The TST was performed by the Mantoux method using 0.1 ml (two tuberculin units) of purified protein derivative (PPD) RT 23 (Statens Serum Institute, Copenhagen, Denmark). The test was administered strictly intradermally to the volar side of the forearm and was read 72 hours after application. The transverse diameter of induration was measured and documented as described previously [16]. A diameter of >5 mm was considered positive according to national guidelines [6]. Both the administration and the reading of the TST were performed by the same experienced occupational physician in order to minimize observer-dependent variation.

As an IGRA, the QFT-GIT (Cellestis, Carnegie, Australia) was used. ELISAs and the interpretation of QFT-GIT results were performed according to the manufacturer's

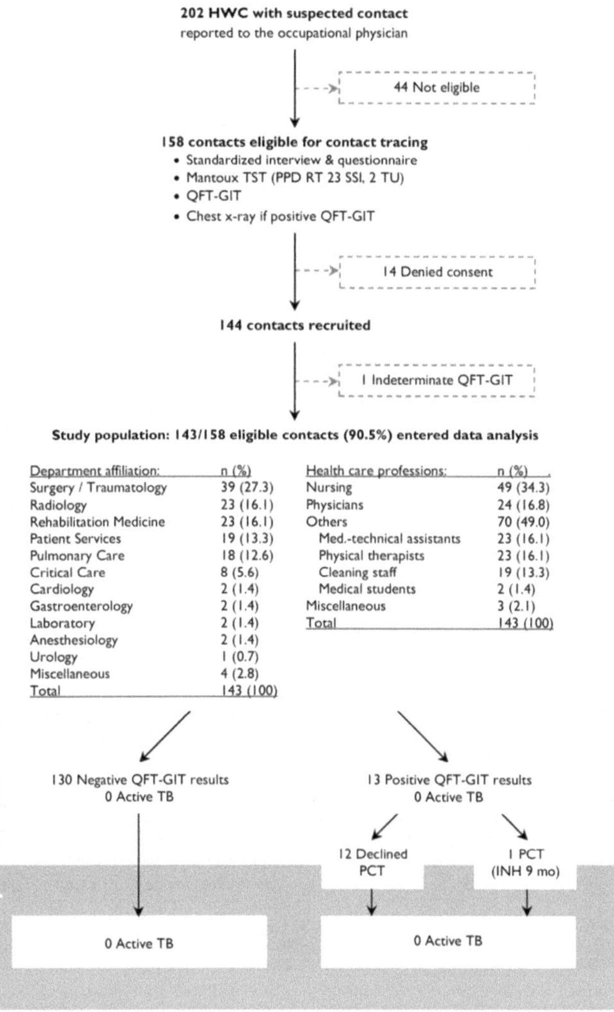

Figure 1
Study profile. HCW = health care workers; IGRA = interferon-γ release assay. PCT = preventive chemotherapy; PPD = purified protein derivate; QFT-GIT = QuantiFERON®-TB Gold in Tube; TST = tuberculin skin test.

instructions that consider a result positive if the IFN-γ response of TB antigen minus Nil was ≥ 0.35 IU/ml (see additional file 2: Addendum methods section). All assays met quality control standards. The occupational physician who read the TST was blinded to the QFT-GIT results determined by the laboratory team and vice versa. In participants with positive QFT-GIT results, active TB was ruled out by physical examination and chest x-ray, and the subsequent administration of preventive chemotherapy with Isoniazid (INH) for nine month was suggested following current national and international recommendations [3,6].

Interview and questionnaire items

A standardized interview was conducted by the occupational physician. A questionnaire as well as medical records were used for the collection of demographic and clinical data with special attention paid to established individual risk factors regarding the acquisition of a new TB infection, the reactivation of LTBI or false negative or false positive TST results (see additional file 2: Addendum methods section) [3,6]. BCG vaccination status was reassured by medical and vaccination records or the presence of vaccination scars.

Evaluation of exposure

Close contact and thus a relevant risk of transmission even after short exposure was assumed if there was exposure during airway management, transesophageal echocardiography, gastroscopy or face-to-face contact during a physical examination, physiotherapy or patient care and nursing (e. g. oral hygiene, patient transfer) [6]. The cumulative exposure time was calculated according to Arend et al. [17]: the contact period in weeks, the average number of days per week on which there had been contact, the number of contacts per shift according to work assignment and the average contact time (min) were multiplied and resulted in the cumulative exposure time (min). In order to achieve a maximum accuracy, special attention was paid both to the index patient's course throughout the different medical departments, and to the work assignments and working schedules of the HCW.

Statistical analysis

Data analysis was performed using SPSS, version 11.5 (SPSS Inc., Chicago, Illinois). Categorical data were compared by Pearson's chi-squared or Fisher's exact test, where appropriate. Normal distribution in continuous variables was determined with the Kolmogorov-Smirnov test and differences were subsequently determined either with the student's t-test or the Mann-Whitney-U test. Spearman correlation coefficients and kappa values were calculated for both tests. Relations were described as odds ratio (OR) and 95% confidence interval (CI). ORs for test results depending on different putative predictive variables were calculated using logistic regression. Model building was performed backwards using the chance criteria for variable selection [18]. All p values reported were calculated two-sided with statistical significance set to $p < 0.05$. The study protocol was approved by the ethics committee of the Ruhr-University, Bochum. All study participants gave their written and informed consent.

Results

Study population

Between June and August 2007, mean 17 ± 2 weeks after last exposure to the source case, 202 HCW with suspected contact were evaluated. Of those, 44 had not had contact or had not been exposed during the time of infectivity. Of the 158 eligible contacts, 14 denied consent and 144 were recruited for the study. One subject (with a negative TST result) was excluded from data analysis due to an indeterminate QFT-GIT result (see additional file 3: Detailed description of the subject with indeterminate QFT-GIT result). Finally, 143 of the 158 eligible contacts (90.5%) constituted the study population (Figure 1). The demographic and clinical features of the study population are shown in Table 1. The HCWs' different affiliations and professions are displayed in Figure 1. The present population was characterized by a mean age of 38 ± 10 years (range 20–62) and a mean duration of employment in health care of 14 ± 10 years (range 1–42). As these variables were highly correlated ($r = 0.72$, $p < 0.001$), the latter was not considered for the logistic regression analysis. More than one half of the subjects were BCG vaccinated (51.0%), while only a small number of subjects had been born in a high endemic TB country (2.8%).

None of the contacts reported seropositivity for HIV. Hepatitis C virus infection and immunosuppressive treatment were reported by one single subject each. Neither smoking habits, alcohol consumption, comorbidity, travelling to TB high burden countries within the past 12 months nor the presence of unspecific symptoms was associated with the test results in univariate or multivariate analysis (data not shown).

Exposure to the source case

The median cumulative exposure time was 60 min and ranged from 3 to 4000 min (67 h). Eighty two subjects (57.3%) had had close contact to the index case. These included four individuals (2.8%), who had been exposed for >40 hours (Table 1). The cumulative exposure time correlated well with close contact to the index case ($r = 0.54$, $p < 0.001$).

Interferon-γ release assay results

QFT-GIT results were positive in 13 of the 143 contacts (9.1%). The QFT-GIT-positive subjects were significantly older (mean age [± standard deviation] 46 ± 10 vs. 37 ± 9

Table 1: Characteristics of the study population

Variables	n	%
Subjects, total	143	100
Sex		
Male	44	30.8
Female	99	69.2
Age categorized*		
18 to 39 years	84	58.7
40 to 49 years	36	25.2
≥ 50 years	23	16.1
Duration of employment in health care*		
1 to 5 years	35	24.5
6 to 10 years	25	17.5
11 to 20 years	50	35.0
21 to 42 years	33	23.1
Foreign country of birth†		
Yes	25	17.5
No	118	82.5
Birth in high burden country‡	4	2.8
BCG vaccination		
Yes	73	51.0
No	56	39.2
unknown	14	9.8
Cumulative exposure time		
≤ 1 hour	76	53.1
> 1 to 8 hours	42	29.4
> 8 to 40 hours	21	14.7
> 40 hours	4	2.8
Close contact	82	57.3
Prior TST	117	81.8
Positive prior TST result	45	38.5
TST >5 mm induration	40	28.0
TST >10 mm induration	28	19.6
Positive QFT-GIT result	13	9.1
Health care professions		
Nursing	49	34.3
Physician	24	16.8
Other	70	49.0
Affiliation with Pulmonary Care	18	12.6
Own history of TB	1	0.7
Family history of TB	8	5.6

* Age and duration of employment were highly correlated (r = 0.72, p < 0.001). † Mostly Poland (n = 9) and Turkey (n = 7). ‡ TB high burden countries (according to WHO [1]): Morocco (n = 2), Philippines (n = 1), Bosnia and Herzegovina (n = 1). BCG = Bacillus Calmette-Guérin; TB = tuberculosis; TST = tuberculin skin test.

yrs, p = 0.006) and had been working in health care for a longer period of time than the QFT-GIT-negative subjects (mean 21 ± 12 vs. 12 ± 8 yrs, p = 0.032). However, there was no difference between median cumulative exposure times with regard to the QFT-GIT results (20 vs. 60 min, range 6 to 2625 min [44 h] vs. 3 to 4000 min [67 h], p = 0.31). Remarkably, the only subject with a history of prior TB in 1976 had a negative QFT-GIT (IFN 0.046 IU/ml), but a positive TST result (15 mm induration). Figure 2 shows positivity rates for the overall performance and the variables age (categorized), foreign origin and BCG vaccination status according to the diagnostic method and the TST cut-off applied. There was a trend towards higher QFT-GIT positivity rates with increasing TST induration (5.8%, 8.3%, 16.7% and 25.0% for induration categories 0–5 mm, 6–10 mm, 11–15 mm and >15 mm, respectively; p = 0.070; Figure 3).

Tuberculin skin test results

The TST was read mean 72 ± 5 hours after application. Overall, 40 contacts (28.0%) and 28 contacts (19.6%) had a positive TST result when a cut-off >5 mm and >10 mm induration was applied, respectively. Mean age rather than mean duration of employment in health care, was significantly higher in TST-positive subjects when compared to TST-negative subjects (mean age 40 ± 9 vs. 36 ± 9 yrs and 41 ± 9 vs. 37 ± 10 yrs, p = 0.036 and 0.038, respectively; mean duration of employment in health care 15 ± 10 vs. 13 ± 8 yrs and 16 ± 10 vs. 13 ± 9 yrs, p = 0.25 and 0.14, respectively). Whichever TST cutoff was applied, there was no difference between the median cumulative exposure times (both 60 minutes, ranges 5 to 2520 min [42 h] vs. 3 to 4000 min [67 h], p = 0.48 and 0.85, respectively).

Concordance between QFT-GIT and TST results and effect of BCG vaccination

More than one half of the contacts (51%) were BCG vaccinated (Table 1). Table 2 shows the agreement between QFT-GIT and TST results stratified according to the BCG vaccination status. The overall agreement between TST and QFT-GIT results was low when a cutoff >5 mm was applied and was only slightly higher for a cutoff >10 mm. With regard to those individuals who had not been BCG vaccinated, a better, but nevertheless low agreement was observed regardless of the applied cut-off. In total, concordant results between QFT-GIT and recent Mantoux TST results occurred in 72.7% of the subjects (104/143), predominantly in those with negative results in both tests (97/104, 93.3%) when a TST cutoff >5 mm was used. Discordant test results were observed in 27.3% of the subjects (39/143), most of them in the combination TST-positive/IGRA-negative (33/39, 84.6%; overall frequency 23.1%, 33/143), which was significantly associated with BCG vaccination (p = 0.020). An unknown BCG vaccination status was significantly associated with foreign origin (40% vs. 3.4% of subjects, p < 0.001). Data on BCG vaccination status was completely documented in individuals of Polish origin only (77.8% BCG vaccinated).

Comparison of current test results with prior TST results

One hundred and seventeen subjects (81.8%) had been tested with a prior TST median five years (range 3 mo to 38 yrs) ago. In most instances, prior TST had been administered by the multi-puncture method (92.3%, 108/117). Of those, 38.5% had had a positive prior TST result (Table 1). Positivity rates of prior TST results in relation to age,

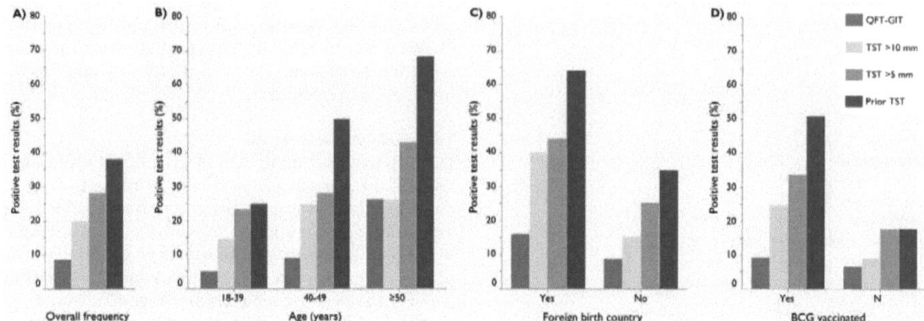

Figure 2
Frequencies of positive test results. Frequencies of recent positive test results (%) are displayed depending on: A) overall positivity; B) categorized age; C) birth in a foreign country; D) Bacillus Calmette-Guérin (BCG) vaccination. Prior TST results are plotted for comparison (dark blue column).

foreign origin and BCG vaccination status are shown in Figure 2 to provide a comparison with current test results. Prior TST results showed low overall agreement with recent Mantoux TST results (kappa = 0.38 and kappa = 0.32, $p < 0.001$ each, for an induration >5 mm and >10 mm, respectively), low overall agreement with QFT-GIT results (kappa = 0.09, $p = 0.18$) and low agreement with QFT-GIT even in non-BGC vaccinated subjects (kappa = 0.30, $p = 0.077$).

Independent predictors of test positivity
Multiple logistic regression analysis confirmed the age dependency of positive QFT-GIT results (Table 3). The chance of having a positive QFT-GIT result increased about threefold with age (using three age categories, OR 2.7, 95% CI 1.32–5.46). However, no relation with BCG vaccination, foreign origin, exposure time per hour, close contact or any other variable was observed. Moreover, both foreign origin and BCG vaccination increased the probability of having a positive TST result about three- and fourfold depending on the respective cut-off applied. Again, no link to exposure (or family history of TB) was observed for the TST (Table 3).

Clinical impact of QFT-GIT test results and follow-up
Active TB was ruled out by physical examination and chest x-ray in all 13 participants with positive QFT-GIT results. Consultation and INH preventive therapy was offered to QFT-GIT-positive contacts only. Remarkably, only one QFT-GIT-positive HCW (7.7%) administered preventive therapy with INH as recommended. None of the contacts developed active TB within a period of two years (106 ± 1.5 weeks) after the last exposure to the index case.

Discussion
The QFT-GIT proved to be feasible for contact tracing HCW in a low TB incidence in-hospital setting containing a high proportion of BCG vaccinated individuals even in a smear-negative index case. No secondary cases of active TB were detected within the observational period of two years, and the positive test results were not related to exposure. Altogether, relevant nosocomial TB transmission appears unlikely. The frequency of positive QFT-GIT results may in fact reflect the pre-existing prevalence of LTBI in the study population. Thus, IGRAs may offer the chance to increase the accuracy of diagnosing LTBI, enhance the implementation of preventive chemotherapy and further improve TB control in low-incidence countries and health care.

Comparison with previous literature in the field
We determined a low overall frequency of positive QFT-GIT results of 9.1%. This frequency was substantially lower compared with the recent Mantoux TST (28.0%) or to the prior TST (38.5%). These findings are in agreement with studies on comparable populations determining the prevalence of LTBI among HCW without recent TB exposure. Just about one decade ago, Kralj and colleagues proposed a LTBI prevalence among German HCW of 40% according to positive multi-puncture TST results [19]. More recently, Nienhaus and Schablon and colleagues reported QFT-GIT positivity rates between 7.2–12.4% among German HCW [20-22]. In a Swiss study of HCW at a university hospital, a frequency of 7.6% was reported [23]. Similarly, Harada and colleagues concluded a LTBI prevalence of 9.9% among HCW in an intermediate-incidence country (Japan) using an earlier version of the

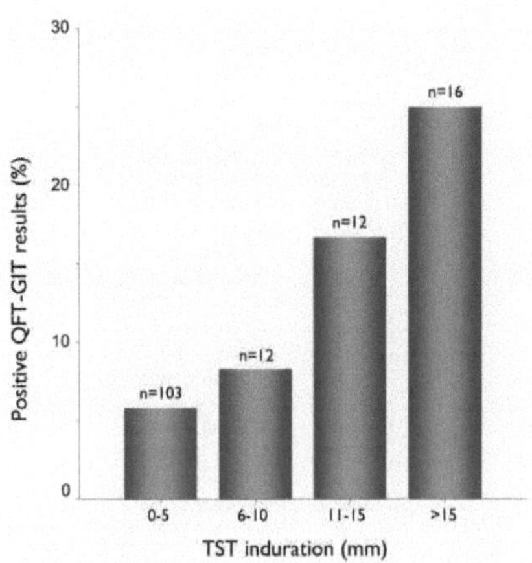

Figure 3
Performance of the QFT-GIT in relation to Mantoux TST results. QFT-GIT = QuantiFERON®-TB Gold in Tube; TST = tuberculin skin test.

QuantiFERON®-TB Gold assay [24]. A recent Australian study found results comparable to ours with regard to QFT-GIT and TST positivity (6.7% vs. 33.0%) and little agreement between both tests [25]. In contrast, three studies carried out among Japanese and Danish HCW and German radiologists detected even lower IGRA positivity rates of 3% and 1% respectively [26-28].

An informative comparison between the frequencies of positive IGRA results among the study population of HCW and the general German population is hampered by the lack of sufficient data on background IGRA positivity rates and the fact that the IGRA results depend to a great extent on the characteristics of exposure, the different settings and populations the test is applied to. Two recent contact studies that were conducted at an urban public health department among a population of non-HCW found QFT-GIT positivity rates of 10% and 11%, respectively, but included recent contacts of smear-positive index cases with extensive exposure >40 hours only [29,30]. Moreover, they contained a significantly higher proportion of foreign-born subjects of 27% and 30%, respectively, than observed in our study (18%). Another very recent IGRA contact investigation with a comparable epidemiologic setting and a major proportion of contacts of smear-negative source cases (48%) observed an overall QFT-GIT positivity rate of 24% (92/392) among the contacts of smear-negative source cases [31]. Remarkably, this study included contacts with positive TST results >5 mm induration only, more than half of the study population (52%) were foreign-born, and 55% of the contacts to smear-negative source cases had an aggregated exposure time >40 hours. However, the frequency of positive QFT-GIT results among the contacts of smear-negative source cases in the subgroup with an exposure time ≥ 40 hours was only 5% (9/176) compared to 9% (12/139) within the same subgroup in our study (data not shown). This observation may indicate a higher QFT-GIT positivity rate among HCW compared to the general population and may reflect an increased risk of TB infection among HCW [13,14].

Moreover, we found a low level of overall agreement between TST and QFT-GIT results. This finding is consistent with previous studies in HCW and thus confirms that the BCG vaccination is a major confounder of TST results, while QFT-GIT results were not affected by BCG [25,32,33]. Discordant results were frequently observed and occurred in 27.3% of the subjects with an overall frequency of 23.1% TST-positive/QFT-GIT-negative results. These findings support data provided by a recent meta-analysis that reported frequencies of 29.2% for overall discordant results and 24.1% for TST-positive/QFT-GIT-negative results, respectively [7].

Logistic regression analysis showed no obvious relation between exposure and positive results for either of the applied tests. Instead, we found age to be the only independent predictor of QFT-GIT positivity and demonstrated a further link between foreign origin, BCG vaccination and positive TST results. In previous contact tracing studies of profoundly contagious smear-positive pulmonary TB index cases, IGRA-positivity was well correlated with exposure [15,17,30]. In contrary, studies performed in low- and intermediate-incidence settings focusing on the prevalence of LTBI among HCW found age to be closely related to positive IGRA results [21,22,24].

We detected no secondary cases of active TB within a follow-up period of two years after the last exposure. Recently, first evidence for the relevance of positive QFT-GIT results was provided demonstrating a progression rate to active TB of 14.6% (6/41 subjects) over a two-year period in subjects who tested positive. However, this study only included subjects after recent exposure to smear-positive pulmonary TB >40 hours [30]. Another study found a progression rate of 8.1% (3/37) among HIV-1-infected subjects who were routinely screened for LTBI [34]. To date there are no studies available describing the predictive value of a single positive QFT-GIT result in absence of recent and profound smear-positive exposure or immunosuppression.

Table 2: Agreement between QFT-GIT and TST, stratified by BCG vaccination status

		QFT-GIT, n (%)		
	TST >5 mm	Positive	Negative	Agreement
All subjects	Positive	7 (4.9)	33 (23.1)	Raw = 72.7%
	Negative	6 (4.2)	97 (67.8)	κ = **0.15**
BCG vaccinated	Positive	3 (4.1)	22 (30.1)	Raw = 64.4%
	Negative	4 (5.5)	44 (60.3)	κ = 0.04
No BCG	Positive	3 (5.4)	7 (12.5)	Raw = 85.8%
	Negative	1 (1.8)	45 (80.4)	κ = **0.36**
	TST >10 mm	Positive	Negative	Agreement
All subjects	Positive	7 (4.9)	22 (15.4)	Raw = 79.7%
	Negative	6 (4.2)	108 (75.5)	κ = **0.19**
BCG vaccinated	Positive	3 (4.1)	15 (20.5)	Raw = 74.0%
	Negative	4 (5.5)	51 (69.9)	κ = 0.12
No BCG	Positive	2 (3.6)	3 (5.4)	Raw = 91.1%
	Negative	2 (3.6)	49 (87.5)	κ = **0.40**

Kappa (κ) values with statistically significant p values are printed **bold**. P values for TST >5 mm: All subjects, p = 0.048; BCG vaccinated, p = 0.69; no BCG, p = 0.016. P values for TST >10 mm: All subjects, p = 0.021; BCG vaccinated, p = 0.35; No BCG, p = 0.036. BCG = Bacillus Calmette-Guérin; QFT-GIT = QuantiFERON®-TB Gold in Tube; TST = tuberculin skin test.

Limitations

The present study is subject to limitations. Although only 82 HCW (57.3% of the study population, including four individuals with a cumulative exposure time >40 hours) had had close contact, all eligible subjects were included in this contact investigation contrary to current German and CDC guidelines and assigned to the medium to high priority category [6,35]. This pre-selection process may have reduced the pretest probability and subsequently the efficiency of the procedure. However, TB transmission is not necessarily correlated with the duration of contact, and the selection of contacts for screening should also be activity-based [36,37]. Nevertheless, given the unusual case presentation, the availability of sufficient resources and sparse evidence about the performance of IGRAs in the low-incidence in-hospital setting, we chose to include all eligible contacts of the particular index case.

Moreover, as there is no gold standard for the diagnosis of LTBI, both IGRAs and TST tend to indicate the lasting immune response after exposure to MTB rather than prove a genuine TB infection [38]. Despite the IGRAs' excellent specificity, the sensitivity of both QFT-GIT and TST is sub-optimal at around 70%, and none of these tests is able to sufficiently discriminate between active disease and latent infection or between a recently acquired and a prior latent infection [9,33]. Most studies included in a recent, comprehensive meta-analysis used active TB as a surrogate for

Table 3: Multiple logistic regression analysis for positive TST and QFT-GIT results

	QFT-GIT ≥ 0.35 IU/ml	TST > 5 mm	TST > 10 mm
Variables	Adjusted OR (95% CI)	Adjusted OR (95% CI)	Adjusted OR (95% CI)
Male sex	1.0 (0.27–3.51)	1.1 (0.48–2.61)	1.5 (0.56–3.89)
Age categorized*	**2.7 (1.32–5.46)**#	1.6 (1.00–2.69)#	1.6 (0.90–2.82)#
Foreign birth country	2.5 (0.67–9.42)	**3.0 (1.03–8.99)**#	**4.4 (1.35–14.36)**#
BCG vaccination	1.7 (0.44–6.36)	**2.9 (1.19–6.86)**#	**4.2 (1.38–12.85)**#
Unknown BCG status	2.4 (0.36–16.20)	1.4 (0.31–6.32)#	2.6 (0.51–13.33)#
Exposure per hour	1.0 (0.95–1.07)	1.0 (0.93–1.02)	1.0 (0.95–1.04)
Close contact	0.7 (0.22–2.41)	1.0 (0.45–2.26)	2.0 (0.74–5.29)
Nursing profession/Physician	1.4 (0.44–4.75)	0.7 (0.31–1.54)	0.7 (0.30–1.83)
Affiliation with Pulmonary Care	0.8 (0.09–6.76)	0.5 (0.14–2.04)	0.5 (0.09–2.50)
Family history of TB	2.9 (0.46–18.01)	3.8 (0.83–17.63)	2.0 (0.40–10.16)

* Compare Table 1. # Variable included in final model building. OR and 95% CI with statistical significance are printed **bold**. BCG = Bacillus Calmette-Guérin; CI = confidence interval; OR = Odds ratio; QFT-GIT = QuantiFERON®-TB Gold in tube; TST = tuberculin skin test.

the evaluation of sensitivity and specificity, although the phenomenon of anergy is well known in active TB [9]. Hence, the IGRA responses of patients with active disease may not be representative of the condition of LTBI as exemplified by our index patient, who had a clearly negative QFT-GIT result (IFN 0.189 IU/ml) whilst suffering from severe active TB. Furthermore, according to national guidelines, we chose to x-ray QFT-GIT-positive subjects only, although no data sufficiently proves the superiority of the QFT-GIT in respect of sensitivity for detecting LTBI or active TB. In fact, this limitation may be emphasized by the particular HCW with the documented history of TB, who had a negative QFT-GIT result but a positive TST. In this context it should be noted that IGRA-negative contacts progressing to active TB have been reported [39,40], and therefore negative IGRA results should be interpreted with some caution.

Interpretation of findings

The finding of age-dependency of positive QFT-GIT results may be due to an age-cohort effect based on steadily decreasing TB-incidence rates in Germany over the past decades and, on the other hand, to a longer time at risk whilst being employed in health care. This suggests that a significant proportion of the QFT-GIT-positive results were caused by prior MTB infection and not by recent exposure. Hence, our findings suggest a low contagiosity of the particular index case. Consequently, the frequency of positive QFT-GIT results may in fact reflect the preexisting prevalence of LTBI among the study population and makes any relevant nosocomial transmission unlikely. The observed link between foreign origin and TST positivity may be due to the proportion of subjects with unknown BCG vaccination status among the subgroup of foreign born subjects, and may indicate substantially different BCG vaccination policies among countries in the past, as documented for Europe [41].

Clinical relevance of findings

The QFT-GIT proved to be a feasible method in this large-scale, in-hospital contact investigation. Substantially lower prevalence rates of presumed LTBI resulted when different approaches of conducting contact investigations were employed, particularly compared with those that had been applied in the past (57.3%, 38.5%, 28.0%, 19.6% and 9.1% for a classification by close contact resulting in chest x-ray, prior TST, recent Mantoux TST with indurations >5 mm and >10 mm and QFT-GIT, respectively). This indicates that IGRAs have the potential to profoundly change our clinical practice. The high frequency of discordant results observed in our study argues against a two-step screening procedure in a low-incidence country with a substantial proportion of BCG vaccinated subjects. Moreover, our results support a recent study by Diel and colleagues, who suggested the feasibility of IGRAs in contact investigations of smear-negative index cases and, in this context, an exposure-dependent performance with markedly increased positivity rates only after exposure >40 hours [31]. Finally, since the consequently lower number of positive IGRA results offer the hypothetical chance to target preventive therapy, we will need to increase the poor acceptance of preventive therapy apparent in our study. In need of striking arguments, further research is necessary on the performance and predictive values of IGRAs in different settings and populations and on their dynamics over time [39,42].

Conclusion

We did not detect any secondary case of active TB within the observational period of two years. Overall, the probability of relevant nosocomial transmission for the particular index case appears to be low. Our findings suggest that contact tracing is not generally warranted after cumulative exposure <40 hours if the index case is smear-negative. However, given the sensitivities of current IGRAs, they may not be used to sufficiently rule out the presence of LTBI. So far, no conclusive statement regarding the progression risk to active disease in our population and particular setting can be made. Both IGRAs and TST possess inherent limitations, and lack the ability to reliably discriminate between recently acquired or prior latent TB infection. Depending on the applied method, the prevalence of LTBI among the study population varied considerably. However, the substantially lower frequency of positive QFT-GIT results may provide the opportunity to target preventive therapy and thus contribute to enhanced TB control in health care.

Competing interests

The authors declare that they have no competing interests.

Authors' contributions

FCR conceived and designed the study, took care of adequate funding and equipment, performed the statistical analysis, took some blood samples, conducted and interpreted the ELISAs, interpreted the data, supervised the study and drafted the manuscript. SS participated in the study design, interviewed the HCW, applied and read the TST. AN participated in the study design, data interpretation, statistical analysis and revised the manuscript critically for important intellectual content. AS participated in the study design, data interpretation, statistical analysis and revised the manuscript critically for important intellectual content. GSW contributed to the study design and supervised the study. GR contributed to the study design, the analysis and interpretation of data, supervised the study and revised the manuscript critically for important intellectual content. All authors read and approved the final manuscript.

Authors' information

Part of the data was presented at the 18th European Respiratory Society Annual Congress 2008 in Berlin, Germany [43]. The site of the present study, the University Hospital Bergmannsheil, is an academic center for occupational diseases. It was founded in 1890 as the world's first Accident Hospital serving the coal mining population during industrialization.

Additional material

Additional file 1

Definition of the index case. The data provide radiological and microbiological details of the index patient
Click here for file
[http://www.biomedcentral.com/content/supplementary/1745-6673-4-11-S1.pdf]

Additional file 2

Addendum methods section. The data provide details of the QFT-GIT processing and the questionnaire items
Click here for file
[http://www.biomedcentral.com/content/supplementary/1745-6673-4-11-S2.pdf]

Additional file 3

Detailed description of the subject with indeterminate QFT-GIT result. The data provide clinical details of the subject with indeterminate IGRA result
Click here for file
[http://www.biomedcentral.com/content/supplementary/1745-6673-4-11-S3.pdf]

Acknowledgements

We wish to thank B. Schaerling and M. Ulbrich for their skillful and dedicated work in our laboratory and the HCW of the University Hospital Bergmannsheil for taking part in the study. This work was supported by an unrestricted research grant from the Institution for Statutory Accident Insurance and Prevention in Health and Welfare Services, Hamburg, Germany provided to FCR.

References

1. World Health Organization (WHO): **Global tuberculosis control: surveillance, planning, financing: WHO report 2008.** *Geneva* 2008.
2. Brodhun B, Altmann D, Haas W: *[Report on the epidemiology of tuberculosis in Germany 2007]* Berlin: Robert Koch-Institut (RKI); 2009.
3. **Targeted tuberculin testing and treatment of latent tuberculosis infection. American Thoracic Society.** *MMWR Recomm Rep.* 2000, **49(RR-6):**1-51.
4. von Pirquet C: **Frequency of tuberculosis in childhood.** *JAMA* 1909, **52:**675-678.
5. National Institute for Health and Clinical Excellence: **Tuberculosis: clinical diagnosis and management of tuberculosis, and measures for its prevention and control.** *London* 2006.
6. Diel R, Forssbohm M, Loytved G, Haas W, Hauer B, Maffei D, Magdorf K, Nienhaus A, Rieder HL, Schaberg T, *et al.*: **[Recommendations for environmental contact tracing in tuberculosis. German Central Committee against Tuberculosis].** *Gesundheitswesen* 2007, **69:**488-503.
7. Menzies D, Pai M, Comstock G: **Meta-analysis: new tests for the diagnosis of latent tuberculosis infection: areas of uncertainty and recommendations for research.** *Ann Intern Med* 2007, **146:**340-354.
8. Pai M, Joshi R, Dogra S, Mendiratta DK, Narang P, Kalantri S, Reingold AL, Colford JM Jr, Riley LW, Menzies D: **Serial testing of health care workers for tuberculosis using interferon-gamma assay.** *Am J Respir Crit Care Med* 2006, **174:**349-355.
9. Pai M, Zwerling A, Menzies D: **Systematic review: T-cell-based assays for the diagnosis of latent tuberculosis infection: an update.** *Ann Intern Med* 2008, **149:**177-184.
10. Behr MA, Warren SA, Salamon H, Hopewell PC, Ponce de Leon A, Daley CL, Small PM: **Transmission of Mycobacterium tuberculosis from patients smear-negative for acid-fast bacilli.** *Lancet* 1999, **353:**444-449.
11. Tostmann A, Kik SV, Kalisvaart NA, Sebek MM, Verver S, Boeree MJ, van Soolingen D: **Tuberculosis transmission by patients with smear-negative pulmonary tuberculosis in a large cohort in the Netherlands.** *Clin Infect Dis* 2008, **47:**1135-1142.
12. Schwartzman K, Menzies D: **Tuberculosis: 11. Nosocomial disease.** *Cmaj* 1999, **161:**1271-1277.
13. Diel R, Seidler A, Nienhaus A, Rusch-Gerdes S, Niemann S: **Occupational risk of tuberculosis transmission in a low incidence area.** *Respir Res* 2005, **6:**35.
14. Menzies D, Joshi R, Pai M: **Risk of tuberculosis infection and disease associated with work in health care settings.** *Int J Tuberc Lung Dis* 2007, **11:**593-605.
15. Zellweger JP, Zellweger A, Ansermet S, de Senarclens B, Wrighton-Smith P: **Contact tracing using a new T-cell-based test: better correlation with tuberculosis exposure than the tuberculin skin test.** *Int J Tuberc Lung Dis* 2005, **9:**1242-1247.
16. Sokal JE: **Editorial: Measurement of delayed skin-test responses.** *N Engl J Med* 1975, **293:**501-502.
17. Arend SM, Thijsen SF, Leyten EM, Bouwman JJ, Franken WP, Koster BF, Cobelens FG, van Houte AJ, Bossink AW: **Comparison of two interferon-gamma assays and tuberculin skin test for tracing tuberculosis contacts.** *Am J Respir Crit Care Med* 2007, **175:**618-627.
18. Hosmer D, Lemeshow S: *Applied logistic regression* 2nd edition. New York, NY: John Wiley & Sons; 2000.
19. Kralj N, Hofmann F, Michaelis M: **Zur Methodik der Tuberkulosefrüherkennung bei arbeitsmedizinischen Vorsorgeuntersuchungen im Gesundheitsdienst.** *Arbeitsmed Sozialmed Umweltmed* 1997, **32:**50-54.
20. Nienhaus A, Loddenkemper R, Hauer B, Wolf N, Diel R: **[Latent Tuberculosis Infection in Healthcare Workers – Evaluation of an Interferon-gamma Release Assay.].** *Pneumologie* 2007, **61:**219-223.
21. Nienhaus A, Schablon A, Bacle CL, Siano B, Diel R: **Evaluation of the interferon-gamma release assay in healthcare workers.** *Int Arch Occup Environ Health* 2008, **81:**295-300.
22. Schablon A, Beckmann G, Harling M, Diel R, Nienhaus A: **Prevalence of latent tuberculosis infection among health care workers in a hospital for pulmonary diseases.** *J Occup Med Toxicol* 2009, **4:**1.
23. Stebler A, Iseli P, Muhlemann K, Bodmer T: **Whole-blood interferon-gamma release assay for baseline tuberculosis screening of healthcare workers at a Swiss university hospital.** *Infect Control Hosp Epidemiol* 2008, **29:**681-683.
24. Harada N, Nakajima Y, Higuchi K, Sekiya Y, Rothel J, Mori T: **Screening for tuberculosis infection using whole-blood interferon-gamma and Mantoux testing among Japanese healthcare workers.** *Infect Control Hosp Epidemiol* 2006, **27:**442-448.
25. Vinton P, Mihrshahi S, Johnson P, Jenkin GA, Jolley D, Biggs BA: **Comparison of QuantiFERON-TB Gold In-Tube Test and tuberculin skin test for identification of latent Mycobacterium tuberculosis infection in healthcare staff and association between positive test results and known risk factors for infection.** *Infect Control Hosp Epidemiol* 2009, **30:**215-221.
26. Kobashi Y, Obase Y, Fukuda M, Yoshida K, Miyashita N, Fujii M, Oka M: **Usefulness of QuantiFERON TB-2G, a diagnostic method for latent tuberculosis infection, in a contact investigation of health care workers.** *Intern Med* 2007, **46:**1543-1549.
27. Soborg B, Andersen AB, Larsen HK, Weldingh K, Andersen P, Kofoed K, Ravn P: **Detecting a low prevalence of latent tuberculosis among health care workers in Denmark detected by M.**

tuberculosis specific IFN-gamma whole-blood test. *Scand J Infect Dis* 2007, **39:**554-559.
28. Barsegian V, Mathias KD, Wrighton-Smith P, Grosse-Wilde H, Lindemann M: **Prevalence of latent tuberculosis infection in German radiologists.** *J Hosp Infect* 2008, **69:**69-76.
29. Diel R, Nienhaus A, Lange C, Meywald-Walter K, Forssbohm M, Schaberg T: **Tuberculosis contact investigation with a new, specific blood test in a low-incidence population containing a high proportion of BCG-vaccinated persons.** *Respir Res* 2006, **7:**77.
30. Diel R, Loddenkemper R, Meywald-Walter K, Niemann S, Nienhaus A: **Predictive value of a whole blood IFN-gamma assay for the development of active tuberculosis disease after recent infection with Mycobacterium tuberculosis.** *Am J Respir Crit Care Med* 2008, **177:**1164-1170.
31. Diel R, Loddenkemper R, Meywald-Walter K, Gottschalk R, Nienhaus A: **Comparative performance of tuberculin skin test, QuantiFERON-TB-Gold In Tube assay, and T-Spot. TB test in contact investigations for tuberculosis.** *Chest* 2009, **135:**1010-1018.
32. Diel R, Ernst M, Doscher G, Visuri-Karbe L, Greinert U, Niemann S, Nienhaus A, Lange C: **Avoiding the effect of BCG vaccination in detecting Mycobacterium tuberculosis infection with a blood test.** *Eur Respir J* 2006, **28:**16-23.
33. Nienhaus A, Schablon A, Diel R: **Interferon-gamma release assay for the diagnosis of latent TB infection – analysis of discordant results, when compared to the tuberculin skin test.** *PLoS ONE* 2008, **3:**e2665.
34. Aichelburg MC, Rieger A, Breitenecker F, Pfistershammer K, Tittes J, Eltz S, Aichelburg AC, Stingl G, Makristathis A, Kohrgruber N: **Detection and prediction of active tuberculosis disease by a whole-blood interferon-gamma release assay in HIV-1-infected individuals.** *Clin Infect Dis* 2009, **48:**954-962.
35. National Tuberculosis Controllers Association, Centers of Disease Control and Prevention (CDC): **Guidelines for the investigation of contacts of persons with infectious tuberculosis. Recommendations from the National Tuberculosis Controllers Association and CDC.** *MMWR Recomm Rep* 2005, **54:**1-47.
36. Sultan L, Nyka W, Mills C, O'Grady F, Wells W, Riley RL: **Tuberculosis disseminators. A study of the variability of aerial infectivity of tuberculous patients.** *Am Rev Respir Dis* 1960, **82:**358-369.
37. Golub JE, Cronin WA, Obasanjo OO, Coggin W, Moore K, Pope DS, Thompson D, Sterling TR, Harrington S, Bishai WR, Chaisson RE: **Transmission of Mycobacterium tuberculosis through casual contact with an infectious case.** *Arch Intern Med* 2001, **161:**2254-2258.
38. Mack U, Migliori GB, Sester M, Rieder HL, Ehlers S, Goletti D, Bossink A, Magdorf K, Holscher C, Kampmann B, *et al.*: **LTBI: latent tuberculosis infection or lasting immune responses to M. tuberculosis? A TBNET consensus statement.** *Eur Respir J* 2009, **33:**956-973.
39. Hill PC, Brookes RH, Fox A, Jackson-Sillah D, Jeffries DJ, Lugos MD, Donkor SA, Adetifa IM, de Jong BC, Aiken AM, *et al.*: **Longitudinal assessment of an ELISPOT test for Mycobacterium tuberculosis infection.** *PLoS Med* 2007, **4:**e192.
40. Hill PC, Jackson-Sillah DJ, Fox A, Brookes RH, de Jong BC, Lugos MD, Adetifa IM, Donkor SA, Aiken AM, Howie SR, *et al.*: **Incidence of tuberculosis and the predictive value of ELISPOT and Mantoux tests in Gambian case contacts.** *PLoS ONE* 2008, **3:**e1379.
41. Trnka L, Dankova D, Zitova J, Cimprichova L, Migliori GB, Clancy L, Zellweger JP: **Survey of BCG vaccination policy in Europe: 1994–96.** *Bull World Health Organ.* 1998, **76(1):**85-91.
42. Pai M, O'Brien R: **Serial testing for tuberculosis: can we make sense of T cell assay conversions and reversions?** *PLoS Med* 2007, **4:**e208.
43. Ringshausen FC, Schlösser S, Schablon A, Nienhaus A, Schultze-Werninghaus G, Rohde G: **Contact tracing with an interferon-gamma release assay in health care workers after exposure to smear-negative, culture-positive pulmonary tuberculosis [abstract].** *Eur Respir J* 2008, **32(Suppl 52):**411s.

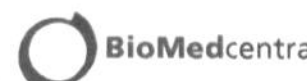

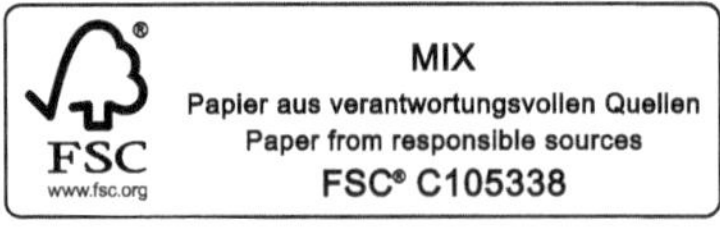

Printed by Books on Demand GmbH, Norderstedt / Germany